（瑞士）世界卫生组织（World Health Organization）　著

邹仲敏　但国蓉　赵远鹏　等译

U0228899

化学事件
公共卫生管理手册

Manual for the Public Health Management of Chemical Incidents

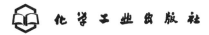

化学工业出版社

·北京·

本书根据化学事件的过程，从预防、应急预案与准备、侦检与警报、响应、恢复五个方面，全面概述了公共卫生在化学事件和应急管理中的原则和作用。

　　本书可供从事化学品安全相关工作的技术人员，消防、应急管理、公共卫生、环境等相关领域管理者及政府管理人员参考使用。

　　本书英文版于2009年由世界卫生组织（World Health Organization）出版，书名原文为：

Manual for the Public Health Management of Chemical Incidents
© World Health Organization 2009

　　世界卫生组织（World Health Organization）授权中国陆军军医大学军事预防医学院防化医学教研室翻译出版本书中文版。中文版的翻译质量和对原文的忠实性完全由陆军军医大学军事预防医学院防化医学教研室负责。当出现中文版与英文版不一致的情况时，应将英文版视作可靠和有约束力的版本。

中文版《化学事件公共卫生管理手册》
© 中国陆军军医大学军事预防医学院防化医学教研室，2020

图书在版编目（CIP）数据

化学事件公共卫生管理手册/世界卫生组织著；邹仲敏等译. —北京：化学工业出版社，2020.4（2021.7重印）

书名原文：Manual for the Public Health Management of Chemical Incidents

ISBN 978-7-122-36149-3

Ⅰ.①化⋯　Ⅱ.①世⋯②邹⋯　Ⅲ.①化工产品-危险物品管理-卫生管理-手册　Ⅳ.①R19-62②TQ086.5-62

中国版本图书馆CIP数据核字（2020）第027701号

责任编辑：韩霄翠　仇志刚　　　　　　　　　装帧设计：刘丽华
责任校对：张雨彤

出版发行：化学工业出版社（北京市东城区青年湖南街13号　邮政编码100011）
印　　装：北京虎彩文化传播有限公司
710mm×1000mm　1/16　印张9¾　字数132千字　2021年7月北京第1版第3次印刷

购书咨询：010-64518888　　　　　　　　　售后服务：010-64518899
网　　址：http://www.cip.com.cn
凡购买本书，如有缺损质量问题，本社销售中心负责调换。

定　　价：48.00元　　　　　　　　　　　　　　版权所有　违者必究

翻译人员名单

（排名不分先后）

邹仲敏	但国蓉	赵远鹏	常森岑
俞朝先	陈梦梦	曾　毅	昊　杰
张津坦	何志鑫	张媛瑗	胡兴昊
郑　懿	黎大鹏	钟佩佐	李佳宸
周雨萌	李　鑫	赛　燕	李迎庆
赵吉清	梁羽佳	程　晋	石　玉
叶　枫	王　聪	董训虎	王兴发
余文珮	王运双	张　玺	魏雨薇
杨　湃	武莹超	姚　烺	许二祥

前 言

　　因技术事件、自然灾害、冲突和恐怖主义引发的化学品泄漏较为常见。据红十字会与新月会国际联合会（IFRC）估计，1998年至2007年期间，发生了近3200起技术灾难，约10万人丧生，近200万人受影响。预计未来全世界化学品的生产和使用将会增加，尤其是在发展中国家和经济转型国家，在这些国家化学品提取、加工和使用的增加与经济发展密切相关。人们对化学品的日益依赖要求卫生部门扩大其传统角色和责任，以便能够解决与使用化学品及其健康效应有关的公共卫生和医疗问题。

　　最近，国际上已展开了一些重要的举措，要求各国加强在化学事件和紧急情况中对健康相关事宜的处理能力：

　　2005年，世界卫生大会通过了经修订的《国际卫生条例》（2005）[International Health Regulations，IHR（2005）]。该条例于2007年生效，是一项具有法律约束力的协议。它通过制定可能构成国际关注的突发公共卫生事件的协调管理框架，促进国际公共卫生安全，并加强所有国家检测、评估、告知和响应公共卫生威胁的能力。《国际卫生条例》最初针对某些传染病而开发，修订后的IHR（2005）也涵盖了涉及化学品的公共卫生威胁。

　　2006年，国际化学品管理大会通过了《国际化学品管理战略方针》（Strategic Approach to International Chemicals Management，SAICM）。SAICM提供了一个促进全球化学品安全管理的政策框架，包括化学事件预防和准备的许多方面。它包括三个文件：《关于化学品管理的迪拜宣言》对SAICM做出了高层政治承诺；《总体政策战略》列出了 SAICM 的范围、需求、目标、财务考虑因素、基本原则和方法，以实施和审查安排；另外还附有一个《全球行动计划》，作为支持 SAICM 实施的工具和指导文件。

世界卫生组织出版《化学事件公共卫生管理手册》(Manual for the Public Health Management of Chemical Incidents) 的目的是全面概述公共卫生在化学事件和应急管理中的原则和作用。手册内容涉及紧急周期的每个阶段，包括预防、应急预案与准备、侦检与警报、响应及恢复，但仍需认识到，化学事件和紧急情况的管理需要多学科和多部门合作，卫生部门则可以在管理过程的各个阶段发挥影响、起到补充或领导的作用。手册的目标受众包括公共卫生和环境专业人员，以及任何参与化学事件管理的其他人员。

世界卫生组织及本手册的参与者希望手册能够得到广泛应用，特别是在发展中国家和经济转型国家；并希望有助于卫生部门在未来履行其在化学事件和紧急情况管理中的作用和责任，从而有助于预防化学事件和减缓其健康后果。

世界卫生组织秘书处 K. Gutschmidt 博士担任本手册的制定，包括其科学内容。

世界卫生组织召集了一个科学专家组成的编辑小组，为项目提供监督、专业知识和指导，并确保其科学准确性和客观性。编辑成员包括 G.Coleman 教授（世界卫生组织化学事件公共卫生管理合作中心主任，英国卡迪夫）、S.Palmer 教授和 D.Russell 博士（英国健康保护局）。编辑小组在 2007 年至 2009 年间在卡迪夫和日内瓦多次会晤，确定手册的范围、内容和结构，并审查和讨论内容、监督项目的实施。

手册第一稿由 D.MacIntosh 博士（美国环境健康与工程局，美国马萨诸塞州牛顿市）编写，并于 2007 年 2 月在互联网上发布，供同行评审。另外，2007 年 4 月 23 日至 25 日在中国北京举行了对收到的意见的审查会议。出席会议的有 G.Coleman 教授（主席）、A.Dewan 博士（印度国家职业卫生研究所，艾哈迈达巴德）、金银龙博士（中国疾病预防控制中心环境与健康相关产品安全所，北京）、李德宏教授（中国疾病预防控制中心职业卫生与中毒控制所，北京）、D.MacIntosh博士（美国环境健康与工程局，马萨诸塞州牛顿市）、I.Makalinao博士（菲律宾大学，马尼拉）、S.Palmer教授（英国健康保护局）、M.Ruijten博士（荷兰国家公共卫生及环境研究院）、D.Russell博士（英国健康保护局）、R.Soulaymani Bencheikh博士（摩洛哥药物警戒中心，拉巴特）、W.Temple博士（新西兰奥塔哥大学国家毒物中心，达尼丁），丁文军教授（中国科学院，北京）、赵新峰教授（原中国国家环境保护总局，北京）、M.Barud Ali先生（哈尔格萨，索马里）、吴震博士（中国疾病预防控制中心，北京）、J.Abrahams先生（亚洲备灾中心，泰国巴吞他尼）、Jiang Fanxiao博士（世界卫生组织驻中国代表处，北京）、J.Spickett教授（世界卫生组织，北京）、J.Tempowski女士（世界卫生组织，日内瓦）和K.Gutschmidt博士（世界卫生组织，日内瓦）。

第二稿由D.MacIntosh博士和M.Ruijten博士（荷兰危机毒理咨询公司）编写，纳入了北京会议收到的建议，并于2008年2月18日至19日在伦敦编辑组进行了审查。文件初稿由Susan Kaplan女士编辑，版式由L'IV Com Sàrl设计。

致 谢

感谢所有参与《化学事件公共卫生管理手册》编写和最终定稿的人,包括在同行评审过程中提出意见的人。此外,世界卫生组织感谢德国联邦环境、自然保护和核安全部以及英国健康保护局提供的财政支持。

目　录

4

侦检与警报 ···················· 073

5

6

附录

1

■■■■■■■ **绪论**

在 1984 年 12 月 2 日至 3 日，印度博帕尔市遭受了迄今为止最严重的化学事件打击。数十万博帕尔事件受害者受到多种情况的联合影响，这使得生产农药的工业设施的任何潜在事件都非常危险。如果在这次化学事件之前、之中和之后，都建立了良好的安保和安全规则，那么这种致命的多情况叠加本可以避免。

如下所述，本手册的目的是通过提高公众对化学事件卫生影响的意识以及提供预防和管理事件发生的建议，帮助国家尽量降低像博帕尔灾难这种化学事件的风险及影响。

1.1 本出版物的目的

预防化学事件及减缓其健康后果是一个非常广泛的领域，需要来自不同学科背景的专家共同努力。在预防化学事件发生和降低其对暴露人群和环境的负面影响中，公共卫生起非常重要的作用。本手册的目的是介绍在预防化学事件及减缓其健康后果时，公共卫生的作用原则和建议。该手册的目标受众是公共卫生和环境专业人士和政策制定者，以及任何参与化学事件的管理人员。

本出版物将有助于促进公共卫生职责的履行，包括在化学事件管理预案的制定以及增强应对化学事件的能力计划和评估中，规定或完善公共卫生的作用。对于负责管理化学事件所造成风险的专业人士，该手册也可以作为一种辅助手段来改进其表现。虽然本手册介绍了化学事件中公共卫生管理的原则和功能，但执行此类功能的特定组织或政府机构可能会因国家而异。

化学事件可以以多种形式和情况表现出来（请参阅第1.2节），包括各种环境媒介，如食物、水、空气、土壤、消费品，以及危险源类型，如固定场所、车辆和自然事件。如果想要涵盖所有这些细节，出版物会变得非常复杂，并且也难以实现。因此本手册聚焦于由固定源或运输引起的，并可能导致社区暴露于化学品之中的化学事件。本手册的初衷是描述此类事件。不管事件是如何引起的，这类事件一般是突然发生且不受控制的化学物质泄漏（release）或疾病暴发（outbreak），且会有非常动态的时间过程。

本手册包括五个主要部分：

第2章**预防**，着重介绍为降低化学事件发生的可能性并限制其发生的严重程度而可以采取的一般措施。

第3章**应急预案与准备**，详细列出了可以实现的广泛目标，以确保参与化学事件响应各方作出充分的公共卫生准备。

第4章**侦检与警报**，描述可用于检测化学事件的各种渠道，并向参与化学事件应急的利益相关者发出警报。

第5章**响应**，详述紧急情况下应执行的公共卫生任务。

第6章**恢复**，详细介绍了一些评估化学事原因和响应并追踪受害者的方法，以便从事件和近似事件的经历中吸取教训，并恢复和修复受影响的环境。

案例研究1 博帕尔毒气泄漏事件——印度博帕尔

印度博帕尔，1984年12月2日至3日夜间，一个常见的弱风持续变换方向的夜晚，在晴朗夜空下的黑暗中，这个城市中最大的公司之一，联合碳化物（印度）有限公司，它的一个核心设备正在静静地等待被拆解，并搬迁到另一个发展中国家。

联合碳化物（印度）有限公司曾经是印度雄心勃勃的计划的一部分，该计划旨在通过增加农药的生产来实现农业生产的自给自足。在20世纪80年代早期，在印度蔓延的作物欠收和饥荒严重的情况下，农民负债水平不断提高，这极大降低了昂贵农药的投资。该厂目前仅维持其产能的四分之一。

23:00，博帕尔90万居民中的大部分都已睡觉，一名工厂操作员发现了一处小泄漏以及610号存储罐内部压力升高。储罐内是甲基异氰酸酯（methyl isocyanate，MIC），一种用作生产化学杀虫剂西维因的高反应性中间体。泄漏是由通常用于清洁罐内管道的1t水与40t甲基异氰酸酯发生强烈放热反应所产生的热量导致。

因为制冷设备的冷却剂先前已经排出，并用于工厂的其他设备，所以610号罐无法快速冷却。因此，罐内的压力和热量继续积聚，泄漏仍然持续。排气洗涤器和气体燃烧系统在几周前已被关闭，上述两种安全装置的作用是将可能从罐中泄漏的有毒排物在进入大气之前予以中和。在凌晨1点左右，随着罐的安全阀被冲开，工厂周围响起隆隆的回声。近40t甲基异氰酸酯气体泄漏到博帕尔的空气中。由于风向不断变化，不久就形成了很大的扩散面积。

至少有3800人立即死亡，他们在睡梦中或在随后的逃亡中遇难。当地医院很快就被数千名伤员所淹没。由于缺乏有关涉事气体的信息以及不知道适当的治疗方案，因此危机进一步加深。最初几天因联合碳化物（印度）有限公司烟云而遇难的估算人数高达10000人，在随后的二十年中，据说有15000至20000人因此而过早死亡。印度政府报道说，有超过50万人接触了这种气体。受影响最大的是工厂周围人口稠密的贫困社区。

博帕尔事件是法律、技术、组织和人为错误相结合的结果。虽然事件直接原因是无意中将大量的水泄漏到储罐中，随后发生化学反应导致了严重的健康效应，但由于各种安全措施的失效、缺少社区的意识和应急准备而致使情况更加恶化。行业、社区和政府面临的经济压力可能影响化学事件发生的可能性和严重程度[b]。

[a] Broughton E. The Bhopal disaster and its aftermath: a review. Environmental health: A global access science source, 2005, 4: 6. doi: 10.1186/1476-069X-4-6.

[b]TED case study: the Bhopal disaster (http://www.american. edu/ted/bhopal.htm) .

1.1.1　化学事件的流行病学

自20世纪中叶以来，化学品就在全球经济中扮演着越来越重要的角色。目前，有超过1500万种化学物质已商品化[1]。大约60000到70000种化学物质经常被使用[2]。200到1000种化学品产量每年超过1t。除了化学品制造，化学事件的管理还必须考虑到运输、储存、使用和化学废物处理。1999年，超过40亿吨的危险化学品在世界各地流通，而化肥、除草剂和杀虫剂大量使用在农业用地上。鉴于目前化学品的规模性生产和使用，

---

[1] Chemical Abstracts Service, a Division of the American Chemical Society, 2007.

[2] Guidance for national and regional policy makers in the public/environmental health roles. International Programme on Chemical Safety (IPCS) publication, 1999 (http://www.intox.org/databank/documents/supplem/supp/vintox.htm).

对潜在化学事件发生的防范非常重要。在20世纪，经济合作与发展组织（简称经合组织，Organization for Economic Co-operation and Development，OECD）成员国发生的涉及至少3人死亡、20人受伤或估计损失超过700万美元的化学事件，其发生频率至少增加了一个数量级[1]。表1列出了当前化学事件及其结果，包括博帕尔事件和塞维索事件，其后果仍在监测之中。这些化学事件的细节将会在本手册中作为案例研究而详述。

尽管化学事件发生的频率增加了，但对于工业灾害影响的严重程度在20世纪期间下降了。这种严重性的降低是由于许多发达国家化学应急管理能力的提高和基础管理要素的发展。例如，创建通用标签和安全标准，建立应急预案，与各利益相关方更好的沟通，举办培训课程和演习，以及建立从过去经历的错误中学习的机制。然而，更好地管理化学事件仍然是一个持续的需求。目前常见的问题包括各种化学应急响应者的任务零乱并且责任不清。

化学事件会引起公众焦虑，并可能导致公众对国家和地方政府处理公共卫生事件的能力丧失信心。虽然大的化学事件非常罕见，1970年至1998年间，全世界报告的所有化学事件中，约有13000人死亡，10万人受伤或患病，300万人被疏散。这些对死亡、伤害和疾病的估计中，并没有充分考虑到化学事件造成的延迟健康效应，如癌症或出生缺陷。化学事件对当地经济的负面影响也可能极高，可能包括农业破坏、工作岗位丢失、该地区的长期疏散，以及用于医疗、诉讼和康复的费用的上涨。最后，正如博帕尔事件所表明的那样，在该事件发生20多年后（见第6章），化学事件还可能会对环境造成广泛的破坏，环境可能需要数年时间才能修复，因此有可能继续对公共卫生造成重大危害。

由于化学事件涉及的急性泄漏和健康风险通常都伴有一个非常动态的时间过程（受天气、暴露途径、二次排放等条件变化的影响），因此为了尽量减少这些负面影响，至关重要的是确保当局、应急人员和（工厂）运

---

[1] Coleman L. 2006. Frequency of man-made disasters in the 20th century. Journal of Contingencies and Crisis Management, 14: 3-11.

营商以快速、全面、有效的响应方式合作应对化学事件。

表1　全球化学事件的例子

年份	地区	事件描述	结果	页码
1976	塞维索，意大利	从工业厂房泄漏二噁英气体	● 没有直接的人员死亡 ● 3300只动物死亡 ● 80000只动物被宰杀	120
1984	博帕尔，印度	甲基异氰酸酯从罐中泄漏	● 3800人立即死亡 ● 15000到20000人过早死亡 ● 500000人暴露在气体中	事件2 20年后132
1984	墨西哥城，墨西哥	液化石油气终端爆炸	● 500人死亡 ● 6400人受伤	13
1995	东京，日本	人为释放化学毒剂	● 12人死亡 ● 54人严重中毒 ● 数千人受到影响	55
2000	恩斯赫德，荷兰	烟花工厂爆炸	● 20人死亡，562人受伤 ● 数百间房屋被毁坏 ● 2000人疏散	137
2001	图卢兹，法国	化肥厂300～400t硝酸铵爆炸	● 30人死亡，2500人受伤 ● 500个家庭无处安身	41
2002	加利西亚，西班牙	"威望"号沉没，导致77000t燃料泄漏	● 预计清理费用为28亿美元	33
2002	贾巴尔普尔，印度	农药容器作为厨房用具导致群体中毒	● 3人死亡 ● 至少10人住院治疗	82
2003	巴吞鲁日，美国	设备中的氯气泄漏	● 没有人员死亡	103
2004	尼沙布尔，伊朗	不兼容化学品的混合致火车爆炸	● 应急响应人员和旁观者有数百人伤亡	45
2005	松花江，中国	工厂爆炸泄漏100t污染物	● 5人死亡 ● 数百万人几天断饮用水	65
2005	薄荷岛，菲律宾	糖果制备过程中无意使用了杀虫剂	● 29人死亡 ● 104人住院	75
2005	赫特福德郡，英国	一石油储存设施发生3次爆炸	● 43起报道受伤 ● 2000人疏散	105
2006	阿比让，科特迪瓦	在阿比让市倾倒有毒废物	● 10人死亡，数千人生病	66

年份	地区	事件描述	结果	页码
2006	巴拿马	二甘醇用在止咳糖浆中	● 至少100人死亡	84
2007	安哥拉	溴化钠与食盐混淆	● 至少460人生病,多是儿童	15
2008	塞内加尔	非正式电池回收来源的铅	● 接触者中许多是孩子,表现出铅中毒症状	128

注:这些例子在本书中被描述为案例研究。案例研究的页码在右边给出。

1.2 范围和定义

化学事件是由于有毒物质不受控制的泄漏,从而对公共健康和环境造成(潜在)危害❶。化学事件通常会引发公共卫生响应,包括暴露与风险的评估和/或向当局与公众提供前瞻性建议。

化学事件可以有多种表现,包括不同的起始事件(自然或人为)、事件动态、伤害类型和必要的公共卫生响应。因此,"化学事件"一词可能指的是人为事件,如储存或使用化学品的工厂爆炸、化学品对食品或供水的污染、漏油、运输过程中储存单元的泄漏或与化学品暴露有关的疾病暴发。化学事件也可能来自自然灾害,如火山、地震和森林火灾。自然灾害可能会破坏化学遏制系统并造成次级人为化学事件(例如淹水后的储罐破裂)。无论原因如何,化学事件都可以通过对污染的认识或对可能具有共同化学病因的健康状况(包括疾病暴发)的认识而被发现。

正如科特迪瓦的有毒废物危机(见第3.5节),即使该地区没有化学设施,化学事件也可能随时随地发生。虽然大多数化学事件很小,涉及人数也很少,但其累积的后果可能与疾病、死亡、环境和经济损失等重大事件

---

❶ Glossary of the Health Protection Agency, UK (http://www.hpa.org.uk).

一样严重，并且会给公众、应急服务人员和员工带来焦虑。另外，虽然小事件往往不那么显眼，也很少引起公众关注，但是，其卫生响应应该像对待重大事件一样严肃而专业。而且，小事件是验证预防措施的完整性和可行性以及应急人员提高技能的契机。

本节主要介绍化学事件的伤害机制、事件类型、灾难周期和灾难类型，以作为本书其余部分的参考。

1.2.1　伤害机制

化学事件有4种基本的伤害机制：火灾、爆炸、毒性和创伤事件的经历。这些伤害机制可能看起来很不相同，但实际上是有密切的内在关联的。

● 火灾通过热量和使人暴露于有毒物质（包括燃烧产物）而产生伤害。火灾的次生效应可能是由于加热容纳化学物质的容器引起的爆炸或容器故障。任何重大火灾都可以视为化学事件。

● 爆炸通过所产生的冲击波（爆炸）、碎片和抛射物产生创伤（机械）伤害。作为次生效应，爆炸可能导致着火或泄漏，从而导致有毒化学物质泄漏和暴露（例如通过碎片穿透相邻的罐体，所谓的多米诺效应）。

● 当人类接触容器泄漏的化学物质时，可能会导致中毒，无论是在化学物质储存还是运输过程中，或是作为反应或燃烧的产物。毒性可能会通过各种机制导致伤害[1][2]，如化学烧伤、窒息和神经毒性。

● 心理健康效应，这种最终的"伤害"类型不仅取决于暴露于化学物质、火灾或爆炸中，也取决于"暴露于事件"本身。严重事件有可能通过损伤、失去亲属、财产损失、失业以及社会破坏等形式，从而潜在地损害受害者的生命或生活。很多重大事件的受害者都表现出长期的精神健康

---

[1] Goldfrank et al, Goldfrank's Toxicologic Emergencies-8th Ed.(2006), The McGraw-Hill Companies, Inc, New York, 2006.

[2] Dart, RC (ed.), Medical toxicology, 3rd ed., Philadelphia, Lippincott Williams & Williams, 2004 (www.LWW.com).

问题[1]。

虽然认识到所有上述机制都是高度相关的，但本手册其余部分的重点将放在毒性方面，也会涉及一些心理健康方面。

框1　定义

....

● 灾难：大量人群暴露于易导致其受伤害的有害物中，引起损伤和死亡，通常伴有财产和民生破坏的情形。

● 应急：灾难的外延，充分调动受影响的社区产生反应，需要快速有效的行动以防止生命和财产的更大损失。

● 事件：人群可能暴露于他们易受伤害的有害物，引起公众关注和即刻或延迟的健康危害的情形。

Wisner B, Adams J (eds). Environmental health in emergencies and disasters, a practicalguide. Geneva, World Health Organization, 2002.

1.2.2　事件情景举例

本小节将介绍化学事件的7种不同表现形式，以便于制定其公共卫生管理的框架。事件类型的区别在于启动事件、动态（时间进程）、第一风险评估和公共卫生采取的行动。这种事件分类不是绝对的，只是作为识别事件和主要响应行动的工具。事件类型也可能组合。对于一些共同特征，如跨越行政界限和法律影响的可能性，这里没有详细说明。

事件在室内和室外都可能发生。下文描述的重点将放在室外泄漏上，

---

[1] Health Council of the Netherlands. The medium and long-term health impact of disasters. The Hague, Gezondheidsraad, 2007 (Report 2006/18E) (http://www.gr.nl/pdf.php?ID=1487&p=1).

因为这些泄漏规模通常比室内更大，并且可能影响更多的人。室外泄漏的后果可能会扩展到室内环境，并可能导致建筑物内的暴露和随后的健康风险。

后面将从事件的典型过程、风险评估和公共卫生行动三个角度来介绍这7种事件场景，并给出每种场景的典型案例。

（1）室外突然的气体或蒸气泄漏

① 事件的典型过程。气体和蒸气云团可能从液体池中蒸发形成，有急性时间过程。在远离泄漏地点的下风向处可能发生吸入暴露，现场则可能发生明显的皮肤接触。在泄漏终止后不久即可进入事件现场，因为蒸气或蒸气云团已经向下风向移动，并且已经分散（除非液体池仍然存在）。通常很快会收到关于气味或呼吸和眼睛刺激的报告，但根据化学品的性质，健康效应可能会延迟数小时至数天。

② 风险评估。在许多情况下，只涉及1种或2种化学物质，而不是完全未知的物质混合物。大气条件在很大程度上决定了弥散程度；另外可能存在气体积存，特别是在较重的气体泄漏后。通过主诉和分散模型可以很快确定受威胁的人群。在化学事件后30～45 min内，很难得到环境监测的第一份结果。应该考虑延迟的健康效应。事件现场之外继发污染的可能性通常较低。

③ 公共卫生关键点。通常建议事件下风向的人群进入室内、关闭所有门窗、停止机械通风（避难所）。建筑特点决定了保护性和安全停留时间，即化学品暴露风险者应该留在安全避难所的时长。对于就地避难所的警报应包括公共警报系统（警报器），即通过多种渠道持续不断地进行沟通，其中包括广播、电视、网站和电话传输。如果风向预计会发生变化，可考虑进行预防性疏散。有毒云团过后，户外活动通常很少限制或没有限制。

④ 典型的例子。1984年在博帕尔发生的甲基异氰酸酯泄漏事件（第1.1节）。

（2）室外突然明显的气溶胶泄漏

① 事件的典型过程。液体或固体气溶胶突然喷射到室外和/或室内的

空气中，物质沉积在土壤和基础设施上，直到它被有意清除（例如清理）或通过自然机制（例如风或雨）所清除。户外污染区域的范围可以千米计，这取决于事件的类型（例如爆炸）、气溶胶特性和环境条件。吸入暴露通常发生在泄漏期间和泄漏后不久；粉尘物质（如石棉）可以被风、车辆和空气或者其他机制重新悬浮。在现场和沉积物持续存在的任何场所（及时间），都可能发生经口和皮肤途径的原发暴露。

② 风险评估。在急性阶段通常无法获得有关泄漏物质组成和粒度分布的信息。通过建模和监测对暴露进行定量评估非常困难。通常在受污染区域通过视觉测定评估暴露量。生活或逗留在事件现场的儿童可能会有相对更大的风险，因为他们更容易受到暴露伤害（例如，他们花更多的时间在室外玩耍，以及手 - 口行为增加了落下粉尘的摄入概率）。在农业地区，受到污染的作物和草地也可能是个问题。

③ 公共卫生关键点。限制进入室外区域和污染清理的有关信息至关重要，特别是在健康风险尚未确定时。在以下地区，如污染可见的地区，急性效应的发生得到广泛认可的地区，以及对延迟效应（如致癌物质）的关注得到清晰传达的地区，卫生建议的依从性通常较高。

④ 典型案例。1976年，意大利塞维索的二噁英泄漏（第6.2.5节）。

（3）向空气以外的其他接触媒介的突然泄漏

① 事件的典型过程。发生在水中、土壤中或直接进入食物中（例如在食物加工过程中）或其他媒介（例如沉积物或消费者产品）中的化学泄漏，能被立即检测到。这种情况下，避免人与化学品的初级接触比避免与空气泄漏物的接触通常更加容易，因为至少可以在短时间内中断与这些媒介的接触。化学物质泄漏到地表水或土壤后，也会发生食物、饮用水和消费品的次级污染。其他继发后果可能会对野生动物产生不利影响，包括鱼类、鸟类和整个动物生态系统。应对这类事件所需的时间通常是数小时，而不是类型（1）和类型（2）的数分钟。

② 风险评估。人类暴露的可能途径及其产生的健康风险取决于该物质的理化性质及其最终的环境归宿。挥发性物质可能会迅速蒸发并因其气

味或味道被检测到。蒸气压低的化学物质，根据其结构和在水中的溶解度，主要会在水和土壤，或其他富含有机物的基质之间分布。

③ 公共卫生关键点。除非是要给公众提供有关泄漏物气味的信息，否则不需要警告公众立即采取行动。重点是环境事件。在某个阶段，附近的居民会询问相关的信息，例如鱼类死亡率与对人类健康的影响。针对所有可能的接触途径和随后的风险评估，开展良好的暴露研究将非常有帮助。

④ 典型案例。中国松花江苯泄漏（第3.5.2节）。

（4）大型建筑物内发生火灾

① 事件的典型过程。这类事件包括住宅和购物区、仓库、固定化学品储存和生产场所、隧道和地下铁路的火灾。燃烧产物由燃烧材料和燃烧类型决定（热解、供氧不良或氧气充足的火灾）。燃烧产生的高温影响有毒烟雾在空气中的扩散。受伤严重的受害者大多在燃烧的建筑物内或附近被发现。可能会发生二次爆炸。应急响应和环境人员面临通过污染径流的暴露风险。泄漏点下风向的人群特别容易受到暴露风险，以及随后造成即时的和延迟的健康后果。处于危险中的人口规模和构成将决定响应行动的范围。

② 风险评估。根据受影响的建筑物的特征，可以粗略指示有关的火灾材料。事实证明，对于库存产品种类繁多且可能随时间变化的仓库来说，识别起火材料是非常困难的。初步的风险评估通常基于烟雾和燃烧产物。暴露建模非常复杂，因此，视觉观察和环境监测通常能提供更有用的暴露评估。在急性期通常不可能进行定量风险评估。沉降物质可能造成与第2类事件类似的二次污染。

③ 公共卫生关键点。应急响应者的安全至关重要，特别是在可能发生爆炸或灭火径流污染的情况下。由于难以进行风险评估，因此在提供关于庇护和使用限制的建议时，经常使用预防性方法。可以建议疏散建筑物内的居民和烟雾暴露较多的附近居民，且可能需要持续几天。

④ 典型案例。2005年在英国邦斯菲尔德油库发生的火灾（第5.8节）。

（5）爆炸

① 事件的典型过程。在很多情况下，爆炸有预警期。受影响的地区大约是爆炸现场周围的圆形区域，尽管高层建筑可能会起到屏蔽作用。爆炸会对建筑物造成结构性破坏（导致塌陷后的截留或粉尘暴露）、碎片、抛射物和玻璃碎片。在某些情况下会产生（远距引燃的）火球或气体云爆炸。

② 风险评估。主要的损伤类型是热辐射烧伤和由冲击波（充满气体的器官和鼓膜的破裂）、碎片和抛射物引起的创伤性（机械）损伤。这些风险相对比较好确定。毒性通常是由二次燃烧产生的燃烧产物，或土壤、基础设施上的（再悬浮）物质造成的。

③ 公共卫生关键点。在爆炸发生有预警的情况下，可能有时间向高危人群提供降低风险的指导。在任何情况下，紧急救援人员的安全都是首先要考虑的问题，他们可能面临爆炸或爆炸后的威胁（例如，建筑物不稳定和倒塌）。有必要组织经验丰富的城市搜救队。如果通道上有废墟，进入受影响区域可能会有问题。对于那些失去家园的人，可能需要为其提供长期住所和基本必需品。

④ 典型案例。1984年，墨西哥PEMEX液化石油气终端的爆炸和火灾（第1.2.2节）。

案例研究2　墨西哥国家石油公司液化石油气终端爆炸和火灾
　　　　　　　——墨西哥

　　1984年11月19日上午，墨西哥城圣胡安区的墨西哥国家石油公司（PEMEX）液化石油气（LPG）终端发生了一起重大火灾和一系列灾难性爆炸事件。事件导致500人死亡，6400人受伤，终端被摧毁。

　　该工厂由400 km外的炼油厂进行灌装。两个大球体和48个圆柱形容器填充至90%容量，四个小球体填充至50%。球体和一系列圆柱体之间的8英寸管道破裂，导致了压力下降，虽然被控制室发现，但操作员无法确定其原因。当气体云（估计在200m×150m×2m高）被火炬烟囱点燃时，LPG泄漏已经持续了约5～10min。燃爆造成了剧烈的地面震动，并发生了一些地面火灾。当时，工厂的工人试图采取各种行动来应对泄漏。在后期，有人按下了紧急关闭按钮。

在最初的泄漏发生后大约15min时，发生了第一次沸腾液体膨胀蒸气爆炸（boiling liquid expanding vapour explosion，BLEVE）。在接下来的1.5h里，随着液化石油气容器的猛烈爆炸，一系列的BLEVE随之而来。据说液化石油气像雨一样落下，表面覆盖的液体被点燃。当居民试图逃离该区域时，交通混乱加剧，阻碍了应急服务部门人员的到来。

要点：

- 爆炸和火灾可能是化学突发事件的破坏性效应。
- 包括工厂的布局和紧急隔离功能在内的整个用于确保安全的基础设施发生了故障，从而导致终端被完全毁坏。
- 在最初的爆炸中，终端的消防用水系统被损坏而不能用。此外，喷淋系统也不足。
- 安装更有效的气体检测和紧急隔离系统可以避免事件发生。该工厂没有气体检测系统，因此当启动紧急隔离时，可能为时已晚。
- 现场应急预案不足以让应急服务部门人员快速进入，以帮助控制事件。

（6）疾病暴发

① 事件的典型过程。在这种情况下，检测不到化学物质的泄漏，但是具有或多或少一致性症状和体征表现的人数增加。通常，侦检是通过监测系统和/或警觉的医生进行的，并且通常需要几天到几周或几个月的时间，这取决于临床综合征的特异性和患者的地理分布。共同病源可能很长一段时间都不清楚，应考虑所有暴露途径和接触媒介。大规模心理疾病和

（生物）恐怖袭击也应被视为常见原因。

② 风险评估。此类事件的风险评估方法包括加强疾病监测（包括制定病例定义）、评估和验证临床表现，以及使用毒理学和流行病学工具寻找化学危险和可能的共同暴露源（原发和/或二次污染）。同时调查研究可能的化学危害、来源和已报告的影响。确定危害和来源后，应进行详细的暴露评估以验证急性影响，并预测可能的延迟或残留影响以及可能受影响的人群。

③ 公共卫生关键点。重点是协调信息、调查和沟通。大多数暴发疾病将作为传染病的疑似暴发而进入公共卫生系统。化学和传染病专家之间的良好协作，可以防止在确定化学源性疾病暴发过程中浪费时间。

④ 典型案例。2002年，印度贾巴尔普尔县大量硫丹中毒（第4.2.5节）；2007年，安哥拉溴化物中毒事件（第1.2.2节）。

案例研究3　病因不明的疾病暴发——安哥拉

2007年10月，安哥拉卢安达附近出现病因不明的疾病暴发。截至2007年12月疫情结束时，已报告458例。最初怀疑是传染性的，症状表明有毒性病因，包括疲倦、视力模糊、头晕、无力、说话和行走困难。

应安哥拉卫生部（MINSA）的要求，世界卫生组织提供了技术援助，以确定暴发的原因。行动包括：① 临床检查，包括神经检查；② 加强监测（制定案例定义）；③ 人体和环境样品的（毒理学）分析；④ 用于检测暴露模式的病例对照研究。广泛的毒理学试验表明存在非常高的血清溴化物水平（高达2700mg/L）。环境和食品样本显示，食盐中含有至少80%的溴化钠，此乃致病因素。

根据这些调查结果，立即启动了公共卫生行动来控制疫情，包括提高警觉、替换食盐和向医院及医疗机构提供治疗建议。

这一事件表明，有必要制定有效的化学品安全计划，包括建设处理化学中毒的能力，处理最初可能会出现病因不明疾病的化学中毒，特别是在引进新技术的发展中国家。虽然新产业作为发展中国家发展进程的一部分而被引入，但由于化学品法规和制度不足，缺乏有效的执行和控制，贫困、公众对化学品健康效应的认识不足，以及缺乏有能力、训练有素的工人和基础设施，这些都使得一般人群和劳动者很容易受到化学品暴露和健康效应。

要点：

● 未知病因的疾病暴发常被报告为疑似传染病暴发。

● 在确定化学性病因的暴发时，化学专家和传染病专家之间良好协调的合作可以防止浪费时间。

● 确定疾病暴发的潜在化学病因涉及多个学科，包括（临床）毒理学、环境流行病学和环境科学。

● 如果缺乏专业知识，可以要求国际组织提供技术援助。

（7）无声泄漏

① 事件的典型过程。在无声泄漏的情况下，化学物质泄漏到接触媒介中，从泄漏后到疾病暴发之前没有被检测到（或未采取任何行动）。当事件发生一段时间后曝光，或者比最初泄漏时的预期更严重，就会发生此类情况。

② 风险评估。第一步是验证化学品、分析所有可能的暴露途径和人群，以及重点关注延迟或残留影响的定量风险评估。

③ 公共卫生重点。这类事件可能是化学事件响应与"常规"环境健康措施之间的灰色地带。健康调查应该在观察到的和预期的迟发健康效应与暴露之间建立明确的联系，包括制定病例定义。在这种情况下（与其他情况一样），公共卫生面临的挑战之一是，那些知道或接近事件但并未暴露的人，可能将与另一种疾病相关的体征和症状归因于该化学事件。

类型（1）~（5）的事件通常是本地化的，即存在事件现场。除其他常见特征外，有现场的化学事件的公共卫生管理可能包括对应急响应人员所面临的健康风险的关切。类型（6）和（7）事件的检测和发展，通常在时间、场所和人员上更加分散。

1.2.3　灾害管理周期

"灾害管理周期"指的是政府、企业和公民社会编制预案的连续过程，通过在灾害生命周期的不同阶段采取行动而降低事件的影响。为了实现降低影响的目标，在灾害周期的不同阶段可采取的行动不同。本节简要介绍灾害周期的5个阶段（图1）。

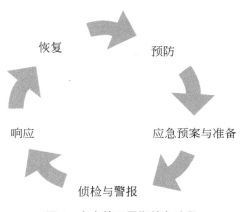

恢复　预防　应急预案与准备　侦检与警报　响应

图1　灾害管理周期的各阶段

防止化学事件不利后果的第一道防线是防止其发生，并在确实发生时限制其影响。预防旨在减少事件发生的可能性，并包括为减轻可能发生的任何事件的严重程度而采取的所有技术和组织措施，确保它的影响已降到最低程度，不会成为重大事件或灾难。

尽管尽了最大努力来消除风险并降低风险发生的可能性，但一些残余风险仍然可能在事件中出现。这些残余风险应成为随后的预案和准备工作的基础。事件发生时，落实到位装备和基础设施、协调各利益相关者的行动、建立各机构和应急服务之间的联系、制定响应预案、收集有关污染物和对泄漏事件负责单位的一般信息，这些过程会占用减轻化学事件的程度和后果的时间。因此，这些任务应该在事件发生之前完成，以确保能够立即集中精力对事件作出响应。因此，事件响应系统应该在制定预案和准备阶段设计好，包括角色，赋予的责任和能力，人员的甄选、培训和演练。

事件侦检与警报是一种连续的活动，用于采集发生化学事件的信号，并确保迅速警报以作出适当和及时的响应。

当事件发生时，经营者、当局和公众发起事件响应，以终止事件并减轻后果。

事件结束后，可能需要数年的恢复工作，包括清理、健康监测、评估和其他活动，目的是恢复事故发生前的状态，并防止再次发生。

用一个例子可能会解释灾害周期的不同阶段。在考虑防止和减轻大型充氨冷却装置在居民区附近发生的事件时，以下活动对应于灾害管理周期的每一个阶段：

● 预防：一种方法是用毒性低和易燃性低的化学物质代替氨水、减少储存的氨的数量、建立技术安全冗余（将氨分装成较小的容器，强化容器和管道）和/或将设施搬迁到即使发生事件也不损害公共设施和环境的地方，或在设备与附近居民之间保持一段距离。

● 应急预案与准备：工作会包括制定泄漏的情景和制定可能的最佳响应预案、为公众提供信息和培训、安装公共预警系统、培训和装备应对人员，以应对封闭性的破坏。

● 侦检与警报：包括安装气体检测系统（从操作员控制到围栏线监测），开发有效的警报系统，扩大事件响应范围，并实际使用这些来监视泄漏。

● 响应：终止和减轻实际的控制损失及其健康后果。

● 恢复：包括健康评估、清理现场和调查根本原因，以预防再次发生。

本手册的其余部分是按照灾害管理周期的各个阶段安排的。

1.2.4 化学事件管理结构

在灾害周期的不同阶段，行动人员开展的行动不同。为了管理和协调这些行动，建议在各级（例如国家、省和/或地方）建立一个包括公共卫生专业人员在内的组织结构。可能的参与者有运营商（例如固定设施、运输）、当局（国家、地方）、应急服务人员、员工和公众。

该组织可由该国最适合的机构主持。另外，化学事件的管理也可能是国家、省和地方各级部门和/或机构网络的责任。这一组织应包括与预防、准备和响应化学事件的重要因素相关的部委，如卫生、劳动、环境、运输、民事保护和安全。

灾害周期的各个阶段决定了哪些专业可能发挥主导作用。为确保全面和一致地预防和减缓化学事件，建议各国政府确定一个官方的、政府的责任部门或跨学科常务委员会，在国家层面负责协调和管理化学事件。该责任部门负责确定其他政府部门、国家机构和专家，以协助协调与化学事件管理有关的活动。

无论机构、成员资格和政府内的级别如何，该组织都有责任协调和制定一系列政策来预防化学事件和保护国家公民。此外，它还将负责在国家以下各级建立多学科小组或协调中心，以执行与预防和管理化学事件有关的许多当地任务。本组织应作为领导身份，激励所有参与应对化学事件的其他机构履行其角色和职责。此外，本组织必须确保向地方网络提供资源（财政、人员和培训），无论是公共卫生、应急或环境网络。

在国际层面上，该组织的主要任务是建立：

● 国家化学应急协调机构，包括训练有素的工作人员，使他们具备处理灾害周期每一阶段的正确知识和技能；

● 化学事件响应预案（包括公共卫生参与）；

● 灾害周期所有阶段的必要政策、立法和制度；

● 关于化学品、场址、运输路线和专门知识的数据库；

● 机构间沟通和公共沟通的机制；

● 应急响应指南，包括环境保护指南；

● 事件演习、培训和审核；

● 预防措施；

● 国家化学事件监控；

● 组织对化学事件的独立调查。

1.3 核心公共卫生职能

公共卫生在化学事件灾害管理周期的每一个阶段都发挥着关键作用。特别是对于风险评估和沟通，公共卫生的作用尤其明显。这两项活动将在下文简要介绍，并将作为贯穿本手册的一个连贯线。

1.3.1 风险评估

对人体健康风险的评估是预防和管理化学事件的核心公共卫生职能。现在或将来，人群可能暴露于污染环境媒介，而人类健康风险评估就是确定对该人群产生不利影响的性质和可能性的过程。风险评估被认为是一个四步骤过程，如图2所示：

第一步：**危险识别**是确定暴露于可疑化学品中对健康可能造成的不良影响的类型，并描述支持前述结论的证据的质量和权重。因此，这一过程反映了可疑化学品的固有毒理学，而没有预测产生影响的可能性。

第二步：**剂量-反应评估**是记录暴露或剂量与毒性效应之间的关系。对于应急目的，通常是通过建立应急响应指南来实现快速风险评估。

第三步：**暴露评估**是计算并估计与所涉暴露情景有关的暴露或剂量的数值。

第四步：**确认危险**是总结和整合风险评估中前几个步骤的信息，以综合得出关于风险的总体结论。对于化学事件，它可能有助于区分急性和延迟健康效应的风险。

风险评估将在第3章（应急预案与准备）中详细讨论。在其他章节中，将在每一章的特定背景下简要讨论公共卫生对风险评估的贡献。

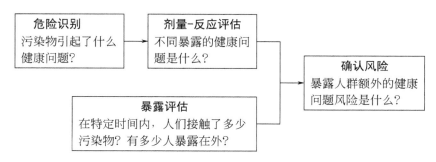

图2 四步风险评估过程

本书描述了在化学事件公共卫生管理的各个阶段进行的活动中常见的五种风险评估形式。如表2所总结的那样，表格中这些形式的每一种都有一个具体的术语，这些术语特意采用描述性的词汇以帮助理解评估的目标。为了进一步明确其目的，这5种形式的风险评估也可以根据其在灾害周期的不同阶段而区分。

1.3.2　沟通

与公众沟通是公共卫生发挥关键作用的另一个核心职能：公共卫生专业人员在与公众沟通健康风险方面往往具有宝贵的经验。鉴于本手册的目的，将沟通区分为风险沟通和危机沟通。

风险沟通是指事件发生前，沟通可能发生的事件情景、可能采取的保护行动的信息以及公众参与化学品生产、使用或储存设施的选址和许可证发放的信息。

危机沟通是指在事件发生期间，就实际风险和恰当的减轻（规避）风险的行为进行沟通。

良好的风险沟通可以开辟沟通渠道，建立信任，为有效的危机沟通奠定基础。有效的风险和危机沟通的基石是沟通的速度以及公开性、透明度和连续性。在以下各章中，将提供一些可能的沟通策略与主题信息。

表2　本手册所述健康评估类型摘要

名称	灾害周期的阶段	目的	章节
健康效应评估	预防和准备	评估与各种假想泄漏方案相关的潜在风险，以及管理化学事件的相关选项	2.2和3.3
健康风险评估	响应	使用实际暴露的估计和现有的暴露/剂量-反应知识，预测与已知或怀疑的化学泄漏或身体现况相关的健康结果。用于决定是否需要进一步的响应和恢复行动	3.3和5.3
最佳后果评估	响应	确定化学事件发生期间或紧接其后的最佳行动过程。可能是健康效应评估在特定事件中的应用	5.5
快速评估	响应	在化学事件发生期间或紧接其后提供风险筛选水平分析，并告知有关下一步行动的决定。使用暴露指南作为风险的快速指标。通常在进行最佳后果评估和健康风险评估之前进行	5.1和5.3
健康后果评估	响应和恢复	化学事件的健康结果的实际测量，通常以流行病学研究进行。可以在响应阶段或恢复阶段启动。是必要地回顾性的	6.2

2 ■■■■■■ 预防

预防旨在降低化学事件发生的可能性；如果化学事件已经发生，则降低其严重性。在化学事件的预防阶段，采取消除事件结构性原因的主动措施是非常重要的。当无法完全消除化学事件的潜在原因时，预防的重点是减少化学事件发生的可能性，并在发生化学事件时减少暴露人群的脆弱性（增加弹性）。

本章将介绍一些基于风险的设计、政策制定与实施、情景分析。技术工程师和化学工程师通常在这个阶段发挥主导作用，而历史上公共卫生是次要角色。从技术角度来看，在高度立法的环境下，预防阶段关心的是装置（或其构件）的故障率、物理效应场景和后果的建模。法律上的考虑包括土地使用规划、选址、安装许可和运输路线。在这些阶段，最重要的公共卫生内容是评估可能的泄漏对健康的影响和风险沟通。

2.1 保护层

技术工程师把各种防止和缓解化学事件的措施理解为"防御线（lines of defense，LOD）"或"保护层（layers of protection，LOP）"。这个概念本身是有用的，而公共卫生专业人员对LOP一些共同应用的认识，会极大地促进与工程师团体的沟通。LOP的概念模型如图3所示。

　　通常会考虑到2种类型的LOP。首先，用于防止始发事件发展成事件的保护层被作为预防LOP。其次，事件发生后，降低后果的保护层被称为减缓LOP。

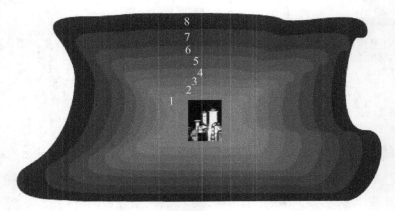

图3　针对化学事件的保护层（LOP）❶

1—过程设计；2—基本控制、过程警报和操作监督；
3—关键的报警、操作者监督和人工干预；4—自动行动SIS或ESD；
5—物理保护（减灾装置）；6—物理保护（防堤）；
7—工厂应急响应；8—社区应急响应

图片改编自美国船级社咨询网站（http://www.absconsulting.com/svc_opRisk_LOPA.html）

　　图3中的图注对于理解LOP的概念很有帮助，但对于分析可能的泄漏情景以及分析保护和减缓LOP的影响，可能并不实用。对于这些分析，我们使用了所谓的蝶形图（图4）。这个示意图将用一个例子来说明。

　　以一个装肼（一种有毒的、爆炸性的、挥发性的液体化学品）存储容器为例。如果所有预防性LOP都失败，那么一系列的始发事件可能导致泄漏。可能的始发事件是（参考图中的数字）：

---

❶ Health and Safety Executive (2004). Lines of Defence/Layers of Protection Analysis in the COMAH Context. Amey Vectra Report 300-2017-R02. UK.

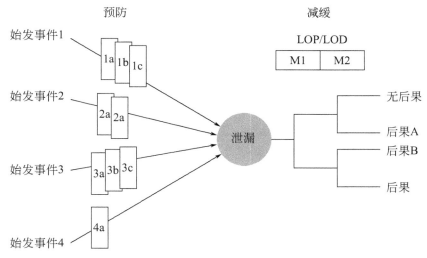

图4　分析泄漏情景和LOP作用的蝶形图

始发事件1　与运送胼的道路槽罐车碰撞。LOP 1a可能是一道防止槽罐车与卡车撞击的围栏。LOP 1b可能是加固的储罐壁。LOP 1c可以是现场人员的强制监督下槽罐车进入存储库。如果全部的预防LOP失败，可能会发生槽罐车违规行为，并导致化学泄漏。

始发事件2　道路槽罐车阀门破裂。之前介绍的作为LOP 1a的围栏也能用于预防此类始发事件导致的泄漏事件。

始发事件3　槽罐车司机试图带着灌装软管离开。预防性LOP 3a代表一项直到灌装完成才能驾驶的技术措施，3b可能是一个声音警报，以及3c由现场人员进行监督。

始发事件4　软管腐蚀。LOP 4a可以是在对接之前对软管完整性的强制性检查。

在某一层上多种形式的保护提供了安全冗余，这是预防的重要特征。系统分析某一过程或设施的安全弱点，对于确定特定情形下适当类型的预防LOP至关重要。

如果所有预防LOP都失败，则会导致封闭性破坏，随后可能会发生泄漏。当其发生时，减缓LOP旨在最大限度地减少排放、控制暴露和管理的潜在风险。对于上面的例子：

M1可能是一个向邻近容器的快速转运系统，减少泄漏量，或者是一个存储容器周围的遮盖物，可以收集泄漏的肼，随后使用防止挥发物蒸发的泡沫覆盖。

M2可以是一个围栏式的喷水系统，阻挡任何可能逃逸的蒸气，或者是一个防止点火系统和灭火系统。这些措施必须到位，以防泡沫覆盖显效不佳。

对于始发事件、预防LOP和减缓LOP的分析，使得公共卫生当局和其他管理化学事件的参与人，能够评估某一设备化学泄漏的可能情景、行动、可能的后果和干预的可能性。相同的概念可以应用于食品和饮用水安全、运输和其他场景。有关可能性和后果程度的知识对于灾难周期的后期阶段，包括准备和响应阶段，都是有用的。

LOP概念和蝶形工具说明了预防事件的责任主要在于运营商，从设计一个固定设施、存储库或运输路线开始。社区事件预案、准备和响应在字面上是最后一道防线，要求覆盖残留风险。历史表明，零风险不存在：来自技术装置的风险可以最小化，但不能完全排除。

LOP或同等分析将有助于回答关于固定源和运输的问题，如"多安全是足够安全"和"需要多少保护层"。这种分析也将有助于给利益相关者提供明确性和一致性，记录决策或降低风险措施的理由，并促进公众和商业组织间的相互理解。

2.2 情景分析和影响评估

LOP分析还将有助于确定可能的事件情景，包括泄漏的化学品、持续时间和泄漏量。这是情景分析的一个起点，而情景分析旨在对可能的事件情景及后果形成一个全面勾勒。有关可能情景的其他信息可以在事件调查报告中找到。监测一个国家的所有化学事件或亚事件以及国际事件，是确定应考虑的主要影响或风险的另一种好方法。与特定化学品及应用有关的小事件的再次发生，可以作为一个存在问题的重要警告标志，如果得到适当处理，将有助于防止重大事件的发生。

情景分析只考虑泄漏的后果，并且需要工程、应急响应和卫生专业等人员的意见。工程师的角色是判别故障机制。紧急救援人员可以对终止排放所需的时间做出现实的估计。综合这些信息可以估算化学品的数量和泄漏率，这是分散模型的起点。根据所有相关媒介的计算浓度，卫生专业人员可以进行暴露评估，并描述每种可能的事件情景所导致的健康效应或风险。

卫生部门的作用始于确定所知事件情景引起的全部可能暴露途径。人体暴露可以通过空气或与液体或固体化学物质接触。在帮助受污染的受害者时，紧急救援人员也可能暴露。公众可以通过摄入、皮肤接触或呼吸道吸入等多种途径暴露。必须评估每条暴露途径，但由于分散迅速，因此必须优先考虑吸入途径。对于每种途径，必须估计化学品在接触媒介中的浓度以及每种接触媒介可能的强度和暴露时间。读者也可以参考3.3节和图7来明确化学事件最重要的暴露途径。

毒性影响或风险通常由有限数量的接触媒介和接触途径所主导。完成影响评估需要关于泄漏化学物质的暴露/剂量-效应（或暴露/剂量-反应）关系的信息。为了便于评估急性吸入暴露的影响，本书中制定了相关指南，这些将在第5章中讨论。有关化学危害和影响（或风险）的信息可以在许多在线数据库中找到，如3.1.2节（网站链接1）所列。根据这些信息，可以评估每种情况下可能的伤亡人数及其卫生保健需求，以及需要的其他的对事件的应急能力。可以将预计的应急响应要求与实际可用的能力进行比较。比较结果可能会导致设计的调整，或对运营商（或地方当局）的额外要求，以确保对事件的处理能力。

情景分析具有包容性是至关重要的。正如2.4节中法国图卢兹事件所述，决策者和地方当局可能没有充分认识到与某一特定化学品或情况相关的所有影响或风险，这可能导致低估化学品风险。

2.3 政策、立法和执行

作为政府，应制订有关化学事件预防、准备、监测、响应和恢复的政策，作为确保其公民最低安全和安保责任的一部分。这一政策是法律法规制定和实施的出发点。政策的制定和实施是一个循环的过程，通常表述为政策周期（图5）。

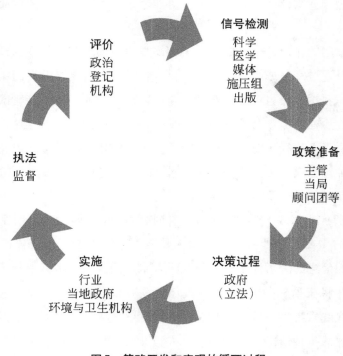

图5 策略开发和实现的循环过程

在许多情况下，可以通过遵守安全标准和各层级运营商（无论是固定设施还是运输）的风险意识来避免化学事件。

当局确保恰当的事件预防的手段是：制定政策并严格执行规章制度，执行国际协议，进行彻底的安全检查，对公众进行教育，以及提高专业技术人员和政策制定者之间的沟通。

对于可能危害人类健康和环境的化学品，制定和颁布涉及这些化学品及其应用的法律，有助于确保危险场所和运输符合标准的安全措施。为了有效地减少与化学场所有关的风险，需要通过立法来规划土地使用许可，使化学事件发生的可能性更小，并确保在它们发生时能进行恰当的管理。降低事件发生的可能性、降低事件的影响、提高对事件响应有效性的许多立法，很可能不只涉及化学事件的管理，还会有多种目的。因此，许多必要的法律（或政策）可能已经存在，对于这些法律（或政策），只需要将化学事件考虑进去，重新确认、审查和修改即可。以下这些国家政策、法律和法规将有助于管理化学场所。

2.3.1　土地使用规划

在对化学装置和运输路线的选址和许可作出决定之前，总体的土地使用计划是非常有用的。这样的计划可以确定在足够远离敏感地点（如饮用水集水区）和脆弱人群（如学校）的地方规划化学设施。土地使用计划明确规定了可以考虑颁发许可证的运营设施或修建运输路线的地点，以及禁止进行此类活动的地点。土地使用规划立法可能包括禁止在高风险地区进行设施选址和规划运输路线，例如容易发生地震、雪崩或洪水的地区。

土地使用规划通常由地方一级行政部门进行管理。正如第 1 章所描述的博帕尔事件，许多制造、使用或储存危险化学品的行业位于人口密集、人均收入较低的地区。适当的土地使用规划将有助于确保危险的化学场所位于人口较少的地区。此外，土地使用规划应考虑到，事件现场化学物质的可能去向和运输，以及可能的多米诺骨牌效应，即设施其中一个部分的故障会导致其他部分的故障。

2.3.2　危险品场所和运输路线的许可

未经指定政府机构的事先批准或延续批准，不允许相关设施生产、储存或使用危险化学品。除了在数据库中登记危险废物场所外，立法还应要求注册设施遵守一套最低安全标准，例如限制容器大小或提供二级容器（基于风险的设计）。当局需要有效的工具来执行这些标准，例如，如果不遵守这些标准，就对过去的不当行为处以罚款或征税。

这项立法可以设定专门许可，当然首先需要有一个足够的安全管理系统到位。危险场所的经营者应提交操作细节，如当前的化学品（即不过期）种类和数量，以及处理、储存和应急响应［如材料安全数据表（material safety data sheets，MSDS）］的程序，并准备一个特定场所的、需要运营商与当地政府协调的化学安全和事件预案。运营商可能会被要求进行场景和风险分析，包括本场所和附近设施的多米诺骨牌效应。

对于当地政府来说，如果在其管辖范围内有化学场所，则应制定该场所化学泄漏事件时可采取的应急措施预案，并与许可阶段所提供的信息和经营者的预案一致。相反地，当地政府对已知事件情景的处理能力也可能影响在选址和许可方面的决定，并可能导致设施或其周边的调整。另外，也可能要求设施运营者提供在日常工作中的潜在的风险信息。

2.3.3　建筑法规

国家建筑条例提供了确保建筑物安全建造和运行的标准。这些标准可能包括在地震期间防止损坏，或在建筑物之间保持足够的开放空间，并作为风险设计的一部分而应用于住宅建筑和设施。有关化学品运营场所的标准可能非常复杂，因此，需要建立一个专门的机构，通过机构里有知识的人员进行实地考察来制定和执行这些标准。

2.3.4　化学品运输和储存控制

国家立法要求对容器进行标注以显示化学成分、危害性质，以及在化学物质泄漏时应采取的行动，这有助于最大限度地减少运输途中意外接触化学品的后果。法规还可包括运输危险化学品的路线规范。联合国已经发布了关于危险品运输的国际建议❶。

2.3.5　劳动卫生与安全

化学设施和运输由工厂（或运输）人员和承包商经营。劳动卫生和安全条例必须规定最低限度的培训（以减少人为失误，同样要求承包商）、化学防护和医疗监测。应特别注意分包人员，因为他们往往缺乏现场处理化学风险的深度知识、经验和指导❷。

2.3.6　建立危险场所数据库

危险场所是指可能通过污染对公众健康、职业健康和环境造成危害的场所。立法要求处理或储存危险化学品的设施应在政府机构登记，这提供了一种建立和维护危险场所数据库的机制。这类立法应当建立识别危险场所的标准。这些标准可能是（但不局限于）基于特定的化学物质、化学混合物或化学物质类属，以及它们造成健康和环境危害的潜能。许多化学突发事件涉及未管制的场所，如小型氨装置、仓库、涂料店、游泳池等，难以通过立法机制将其纳入数据库。在第3.1.1节中讨论了识别和引用这些场所的一些可能的方法。

2.3.7　废物处理场所的管制

废物处理场所应加以规范，以确保有害物质在指定场所处置。为了防

---

❶ United Nations Committee of Experts on the Transport of Dangerous Goods and on the Globally Harmonized System of Classification and Labelling of Chemicals. Recommendations on the Transport of Dangerous Goods, UN Model Regulations. 15th revised ed. United Nations Publications, 2007.

❷ ILO Convention 170 (http://www.ilo.org/ilolex/cgi-lex/convde.pl?C170).

止有害物质的反应，该场所要有足够屏障来提供适当的封闭。规章应包括登记、审核、管制、监测、培训工人的方案，以及对废物处置场所管理不善的惩罚。只要条件允许，应优先将危险材料转化为无害材料，并在废物处置之前进行。此外，还需要立法来控制非法倾倒废物。

2.3.8　受污染的环境控制

在大多数重大化学事件中，虽然空气污染是主要问题，但周围很多土地也可能被污染。受污染的土地可能会影响到饮用水、农作物、食品以及基础设施。化学事件也可能对该地区的商业功能产生不利影响，并降低事件所涉及的设施及其周边环境的价值。应建立制度以允许进行访问、检查、抽样、查验、处置、赔偿和实施惩罚。这在恢复阶段尤其重要。在第6章中讨论的博帕尔等事件将表明，对于受事件影响的人的负面结果的补偿是一个长期且代价高昂的过程。补偿可以由污染者提供，也可以从其他渠道获得，比如化学管理不当税。

2.3.9　应急预案与响应

应急预案和响应通常是在当局（或其他亚国家）层面组织的。应该制定一项国家政策，规定地方应急预案和响应活动的最低限度要求。这类政策应阐述：

- 地方应急响应的侦检、警报和升级能力；
- 地方紧急预案和响应的指挥/控制、角色和责任；
- 国家支持机制、基础设施和预警机制；
- 经营者遵守的要求、与当地政府保持联系的要求；
- 对关键人员的培训和演练要求；
- 处理可能发生的化学事件的人员和装备能力的规划。

地方政府的组织、程序和装备（特别是通信）之间在某一层面保持一致性，是有效的相互援助和国家援助的先决条件。

作为应对事件策略的一部分，应考虑设立一个负责事件调查的组织，以确保从发生的事件中吸取教训。这样一个组织的核心任务是发现事实或发现错误，其独立性将影响相关各方的合作意愿。

2.3.10 对危险场所和运输的检查

为了加强上述由立法所制定的最低安全标准的实施，应该有一个政府指定的机构负责对危险区（包括储存设施）和运输（包括装卸）进行检查。由于检查无法覆盖所有与活动安全相关的方面，因此检查方案应侧重于经营者的危险化学品管理系统，以确保所有必要的安全因素都到位。应该检查安全计划的所有方面，特别是在初次检查期间。如果不这样做，那么这个计划就有可能变成空谈。还有一点也很重要，就是检查机构本身应该受到检查系统的制约，以确保检查的关键要素不会被人为因素所影响。

案例研究4　威望号沉船事件造成石油泄漏
——西班牙加利西亚

2002年11月13日，巴哈马注册的油轮威望号，携带了76972t燃油，在距离西班牙的卡波菲斯特雷约30 km处的一场风暴中失去了电力和控制。尽管态势不断恶化，但威望号被拒绝进入西班牙或葡萄牙的港口，并被拖进了大西洋。11月19日，威望号断成两半，并在离维戈（西班牙）约260km的地方沉没。沉船位置的水深使救援工作变得非常困难，在接下来的几周内，这一事件导致了大约6.3万吨石油的持续性泄漏。加利西亚海岸作为欧洲最具多样性的海洋生态系统所在地，受到了严重污染，当地渔业因随后禁止捕鱼和海产品的禁令而遭到破坏。石油泄漏也影响了法国沿海向北延伸至布列塔尼，以及葡萄牙的水域。总的来说，威望号的沉船事件影响了1900km的海岸线，是西班牙最严重的环境事件。

主要的清理行动是在岸边和沿海地区进行的。仅加利西亚海岸清理行动的费用估计为38亿美元。尽管在加利亚海岸沿线的海上交通十分繁忙，但目前还没有一项准备好的、应对船只失事的明确防备计划。因此，清理工作由数千名志愿者发起，没有任何明确的协调，也没有任何有关石油潜在毒性的公共卫生信息。这种无组织状态导致了广泛的批评。此外，有人批评将威望号拖到海上的决定，而不是让它进入一个港口；在港口可能更容易将应急压力最小化。

威望号事件促使欧盟禁止单壳油轮运输重质燃料进入欧洲水域。船舶保险公司和1992年的国际油污赔偿基金给予了经济补偿，但其金额未曾弥补因事件所造成的经济损失。

要点：

- 对危险化学品的监管应包括主要的运输路线。
- 应有一个化学应急预案应对诸如威望号漏油事件这类潜在的事件。
- 环境事件往往会引发当地民众自发的帮助。如果没有关于如何安全地处理污染物的信息，这样的行动会引起化学污染的扩散。因此，环境和公共卫生专业人员应仔细评估化学污染的程度，并应优先向公众传播。
- 安全建造船舶（双壳）等化学品运输并适当维护是预防化学事件的基础。
- 用于运输危险化学品的船舶应接受严格审查。

[a] Prestige oil spill far worse than thought. New Scientist, 27 August 2003（http://www.newscientist.com/article.ns?id=dn4100）.

2.4 国际规范和工具

2.4.1 全球协议

（1）《国际化学品管理战略方针》（Strategic Approach to International Chemicals Management，SAICM）

各个行业的化学品消耗和现代社会所有制造过程对化学品的依赖，使化学品生产部门成为世界经济中最全球化的部门之一。SAICM是促进全球化学品安全的政策框架，其中包括化学事件预防和准备的许多方面。SAICM包括以下三个文件：《关于国际化学品管理的迪拜宣言》，表达了对SAICM高层面政治认可；《总体政策战略》，阐述了SAICM的范围、需求、目标、财政考虑、基本原则和方法，以及实施和审查的安排；另外还附有一份《全球行动计划》，作为支持SAICM落实的工具和指导文件❶。

（2）《国际卫生条例》（2005）[International Health Regulations 2005，IHR（2005）]

《国际卫生条例》（2005）是一项具有法律约束力的协议。该协议为协调管理可能构成国际关注的突发公共卫生事件（public health emergency of international concern，PHEIC），以及加强所有国家的检测、评估、通报和对公共卫生威胁（包括化学威胁）的响应提供了一个框架。根据《国际卫生条例》（2005），PHEIC是指特殊的公共卫生事件：

● 通过疾病（或存在于空气、水、食物或物品中的化学物质等疾病前体）的国际传播，对其他国家构成公共卫生风险；

---

❶ http://www.chem.unep.ch/saicm/

● 可能需要协调一致的国际（卫生）响应。

及时和透明地通报事件，并由有关国家与世界卫生组织对风险进行合作评估，加上有效的风险沟通，将减少疾病在国际上蔓延以及其他国家单方面实施贸易或旅行限制的可能性。为符合《国际卫生条例》（2005）的要求，各国必须建立一套核心能力，以处理所有类型的潜在的PHEIC，它包括涉及化学品的事件（该条例附件1）❶。

化学事件和突发事件的核心能力应包括：

● 审查并在必要时修订适用于化学应急监测和响应的立法；

● 如1.2.4节所述，国家化学应急协调机构负责监督《国际卫生条例》（2005）有关化学事件的实施情况；

● 国家化学事件监测系统（有关未知但可能是化学病因的疾病暴发），需确保有足够的资源进行流行病学监测和评估；

● 涉及所有健康问题的化学事件及其响应预案（另见第3章）；

● 所有的利益攸关方（如各部门、机构、行业和其他部门）之间建立协调与合作；

● 国家风险评估，采取行动降低风险并为残留风险作好准备（见第3章）；

● 关于化学中毒，包括诊断和治疗的专家意见来源；　　.

● 充足供应，确保大型化学事件受害者的处置（如去污装备、解毒剂、装备），确保充足或足够的专科医疗保健设施。

（3）《预防重大工业事故公约》（第174号公约）（Convention 174 on the Prevention of Major Industrial Accidents）

该公约由国际劳工组织（ILO）制定，目的是防止涉及有害物质的工厂和工业企业发生重大事件，并限制此类事件的不良后果。它要求雇主建立和维护重大危害控制文件系统，包括应急预案和安全程序。除了规定对雇主的责任以及对工人的权利和责任外，公约还规定，其中所包含的条款

---

❶ http://www.who.int/csr/ihr/en/

应与工人组织和雇主组织协商实施[1]。

其他国际公约，如《鹿特丹公约》[2]和《巴塞尔公约》[3]，对防止将有害物质（化学品和废物）转移到无法妥善处理这些物质的国家非常重要。联合国还就危险货物运输提出了建议，即《关于危险货物运输的建议书》（Recommendations on the Transport of Dangerous Goods）[4]和《国际防止船舶造成污染公约》（International Convention for the Prevention of Pollution from Ships Convention，MARPOL 公约）[5]，以及分类和标签的建议，即《全球化学品统一分类和标签制度》（Globally Harmonized System for Classification and Labeling of Chemicals，GHS）[6]。这些公约、建议和指导方针均应通过国家法律予以实施和强制执行。

2.4.2 区域协议

除全球协议和准则外，各国必须遵守区域协议和准则。区域协议的全面介绍超出了本出版物的范围，下文仅提供一些示例。

（1）《工业事故跨界影响公约》（Convention on the Transboundary Effects of Industrial Accidents）

联合国欧洲经济委员会［United Nations Economic Commission for Europe（UNECE）］的《工业事故跨界影响公约》[7]，旨在通过尽可能预防此类化学事件、减少事件频率和严重程度、减轻其影响，保护人类和环境免受工业事件的伤害。它促进了缔约方在工业事件之前、期间和之后的积

---

[1] http://www.ilo.org

[2] http://www.pic.int

[3] http://www.basel.int

[4] http://www.unece.org

[5] http://www.imo.org/Conventions/contents.asp?doc_id=678&topic_id=258

[6] http://www.unece.org

[7] http://unece.org/env/teia/intro.htm

极国际合作。缔约方由26个UNECE成员国和欧洲共同体组成（European Community，EC）。

（2）《塞维索指令》（The Seveso Directive）

在欧洲，1976年的塞维索事件促使通过了旨在预防和控制此类事件的立法。塞维索指令的目的，首先是防止涉及危险物质的重大事件，其次是随着事件的继续发展，不仅要降低其对人类（安全和健康方面）的影响，而且还要减轻其对环境（环境方面）的影响。这两个目标都应努力实现，以确保整个共同体以一致和有效的方式得到高水平的保护。

该指令的范围仅涉及企业存在的危险物质。它涵盖了工业"活跃的"和储存的危险化学品。该指令可视为在实践中固有地提供了三个级别的比例控制，也就是数量越大，控制就越多。

该指令包含对运营商和成员国当局的一般和特定义务。这些规定大致分为两类，与指令的两个目标有关：即旨在预防重大事件的控制措施和旨在限制重大事件后果的控制措施。安全管理体系、应急预案、土地使用规划、公众咨询信息、事件报告和审查等领域需要进行控制。

该指令针对的是成员国，他们应促使那些遵守该指令所必需的法律、法规和行政条款生效。

（3）《北美环境合作协定》（North American Agreement on Environmental Cooperation，NAAEC）

加拿大、墨西哥和美国签署了《北美环境合作协定》，这是《北美自由贸易协定》（North American Free Trade Agreement）环境条款的补充❶。为了实施NAAEC，参与国建立了环境合作委员会（Commission for Environmental Cooperation，CEC），以解决地区环境问题，帮助防止潜在

---

❶ North American Agreement on Environmental Protection Between the Government of Canada, the Government of Mexican States, and the Government of the United States of America, 1993.

的贸易和环境冲突，促进有效执行环境法。

CEC有许多与化学事件公共卫生管理直接相关的举措。作为《北美化学品管理议程》（North American Agenda for Chemicals Management）的一部分，成员国正在合作的领域包括在区域范围合作（包括环境监测和哨点化学品的人类健康风险）中受益，以及努力改善该地区经济板块的环保表现。CEC的另一项举措是编制和传播有关北美工业活动中有毒化学品的数量、来源和管理的信息。最后一项措施是，CEC通过个案研究证明了污染预防的优势，向利益相关者分发相关信息，并为污染预防项目创建资金来源，致力于建设加拿大、墨西哥和美国的污染预防能力。

2.4.3　国家法律

国际协议和条例需要落实到国家法律中，才能充分发挥效力。此外，在医疗保健、公共卫生、应急预案和响应、国家安全、环境、劳工等领域的国家法律也可能与化学事件的公共卫生管理有关。

2.4.4　国际工具

除国际协定外，国际组织还为协助各国履行国际条例义务提供指导和工具。联合国环境规划署（United Nations Environment Programme，UNEP）提供的工具之一是"地方级应急意识与准备（Awareness and Preparedness for Emergencies at Local Level，APELL）"。这是一个模块化的、灵活的国际性方法工具，旨在预防事件发生；如果预防失败了，就尽量降低事件的影响❶。该工具通过协助决策者和技术人员提高社区意识，制定涉及行业、政府和当地社区的协调响应预案，应对危及生命、财产或环境的意外事件。

---

❶ APELL (http://www.unep.fr/scp/sp/) and TransAPELL (http://www.unep.fr/scp/sp/publications/).

对于诸如港口、采矿和运输等特殊区域应用，引入了单独的指导，例如TransAPELL，即《地方级危险货物运输紧急预案指南》(Guidance for Dangerous Goods Transport Emergency Planning in a Local Community)。

另一个UNEP工具是"化学事件预防框架"。该框架为希望建立、改进或审查其化学事件预防计划的政府提供指导❶。该指导既提供了基于国际参考资料，有关化学事件预防方案关键要素的深度信息，还提供了有关国家政府如何制定此类方案的实用信息。

更具体地说，该指南通过以下几方面为制定化学事件预防方案提供全面的信息：

● 阐述了在制定和实施法律、法规、政策、指南或其他指导之前所需的步骤，以制定有效的化学事件方案；

● 列出这些指导的可能要素；

● 根据国际倡议和各国的经验，提供关于如何实施这些要素的资源和材料。

针对危险物质的生产、加工、使用、处理或储存设施，在现有量和现有条件下可能发生化学事件的"危险设施"，该指南侧重于"危险设施"的事件预防和准备工作。指南所述的事件类型包括任何对人体健康或环境构成危害的化学物质的泄漏、爆炸或火灾。

除联合国外，经济合作与发展组织已经出台了《化学事故预防、准备及响应的指导原则》(Guiding Principles for Chemical Accident Prevention, Preparedness and Response)❷，分为预防、应急准备/减缓、应急响应、事件后续和一些特殊问题等部分。对于每个目标群体、行业（包括管理和劳工）、公共当局、社区和其他利益相关者，都会提供灾难周期的每个阶段的具体指导。

---

❶ Guidance for Government (http://www.unep.fr/scp/sp/).

❷ OECD guiding principles (http://www2.oecd.org/guidingprinciples/index.asp).

案例研究5　图卢兹化肥厂爆炸案

....

　　2001年9月21日上午10:15，一场巨大的爆炸席卷了位于法国图卢兹市郊区的化肥厂AZF（Azote de France）。事件中有31人死亡，大约2500人受伤。超过500所房屋变得不宜居住，气浪摧毁了几公里外的房屋窗户[a]。

　　爆炸发生在一个储存着200～300t粒状硝酸铵的仓库里。事件的确切原因仍不清楚。该工厂还有大量的氯和氨，并且距离一些储存光气和火药的设施非常近。幸运的是，事件中这些化学物质没有泄漏，部分原因是储存炸药的严格安全规定[b]。

　　该事件的紧急响应特征是缺乏各利益相关者之间的协调和沟通[c]。爆炸切断了电话线路，道路很快发生交通堵塞，在这种情况下，任何疏散都是非常难的。卫生保健服务尤其抱怨缺乏信息，这限制了他们执行一般紧急事件预案的能力。面对来自媒体的矛盾信息，公众不知道如何行动，这引发了对政府的长期不信任。

　　引发这场悲惨事件的原因主要是由于没能正确评估设施中储存的硝酸铵的相关风险。尽管AZF被列为高危工厂，但是似乎没有人考虑过硝酸铵爆炸可能会导致一场严重的事件，因此，含有硝酸铵的仓库一段时间内都没有进行过检查。此外，由于地方当局把重点放在与氯、氨和光气有关的风险评估上，他们低估了保护个人免受硝酸铵爆炸所需的安全距离。因此，居住区与工厂靠得太近。

要点：

　　● 预防化学事件需要对相关化学品的健康和环境风险（合成、储存、运输和使用）进行恰当评估。创建一个国家数据库，记录所有化学事件或亚事件，有助于更好地估计对健康和环境的风险。例如，与特定化学品有关的小事件的复发可以作为潜在风险的警告标志，如果处理适当，可以帮助预防重大事件。通过回顾世界各地的化学事件，可以更好地估计与化学事件相关的健康和环境的风险。其他人在重大事件期间获得的经验可以用来改善国家或地方的预防措施，以及准备预案。

● 考虑所有可能发生的事件情景，甚至是那些看起来不太可能发生的情况。

● 准备预案应包括公众沟通。缺乏信息可能会导致群体反应，从而干扰应急响应。

● 在事件发生的最初几个小时里，图卢兹缺乏协调，这表明应急预案应该要求有一个应急通信渠道（假定在化学紧急情况下电话线和电力中断）。

ª UNEP.Ammonium nitrate explosion in Toulouse, France. United Nations Environment Programme（http://www.unep.fr/scp/sp/disaster/casestudies/france/）.

ᵇ Barthelemy F.et al.Rapport de l'Inspection Générale de l'Environnement.Usine de la Société Grande Paroisse à Toulouse, accident du 21 septembre 2001.

ᶜ Ministère de la Santé.Explosion de l'usine AZF de Toulouse le 21 septembre 2001: enseignements et propositions sur l'organisation des soins（http://www.sante.gouv.fr/htm/actu/azf/2azf.htm）.

2.5 针对公众的有害化学品预防

2.5.1 公共教育和意识

化学物质无处不在，很多都是我们日常生活的一部分。如果处理不当，一些化学品对公众是非常危险的。不当使用化学品会导致急性或慢性暴露，并引起严重的公共卫生问题。但很不幸地，正如印度的大规模中毒所表明的那样（第4章），关于某些化学物质对公众健康风险的宣传非常不到位。在这种情况下，农村地区的人们曾使用装杀虫剂的容器作为烹饪器皿。这样的事件本可以通过公共教育来预防。因此，应首先提高公众的普遍认识，让他们了解到那些滥用常见化学品的危险，特别是在发展中国家。

公众（包括工人）应该了解他们居住和工作地区的具体危害，例如化学设施、运输路线或管道等。公开的交流和危险的识别有助于在公众、（工厂）经营者和当局之间建立信任，这也是发生化学事件时进行有意义和有效的危机沟通的先决条件。

除了提供有关风险的信息之外，能够规避风险的基础设施的可用性也是必不可少的。要有可供公众进入的避难所，以及足够容量的逃离路线，另外还要有一个危机沟通渠道（例如，以专用广播电台的形式）。这些条件有助于减轻人群的脆弱性（加强抗性）。

2.5.2 对易受损害群体的识别和保护

在所有群体中都存在易受害的亚群体。他们遭受化学事件时健康受到影响的内在风险可能更大，例如：

- 他们对健康效应的暴露阈值较低；
- 他们受到的辐射相对较高；
- 他们的行动性降低，或者他们保护自己免受暴露的能力也降低。

在评估人群易感性时，必须考虑的一些常见人群是儿童、孕妇、老年人、医院病人和社会经济地位低下的人。实际的易受害者清单会随着位置和所考虑的毒性终点指标而变化。一旦确认了这些易受害群体，决策者就应该特别加强对他们的保护。可能包括对医院、学校或老年人的居住设施实施建筑或安全法规，还可能包括对靠近潜在易受害人群地区的土地使用规划进行更严格的控制，以及特定的公共教育。

2.6 公共和环境卫生及其他机构在影响政策和立法方面的作用

虽然防止化学事件发生的立法和监管措施由政策和法律的制定者编写，但所有参与化学事件应急响应的机构和组织，包括公共卫生，都应该负责确定长期战略，以减少化学事件的可能性，以及一旦发生，限制其负面后果。所有有关预防和减缓化学事件的政策和立法，如有必要，应由处理化学事件各个方面的相关机构定期审查和更新。然后，每个机构的更新应提供给负责或协调的组织，而后者又应该向政策制定者提供指导和监督。预防措施需要各机构的协调和不同来源的信息的整合。因此，协调各机构的行动，避免矛盾或重复的相关规定很重要。

国家立法要求在国家危险场所数据库中登记危险化学品的场所，这也有助于加强对化学事件的预防和管理。它还有助于建立对这些场所进行法规监管的机制，从而有助于恰当使用化学品、恰当维护设施和适当的工作培训和防护。

参与应对化学事件的机构，可以在事件发生后通过健康风险评估或其他研究获得知识，并告知决策者对立法或法规的重大修改，以满足防止事件再次发生所需。这些长期的研究将在第6.2节中进行介绍。

地方或国家机构在影响政策和立法方面的作用可以在荷兰恩斯赫德一家烟花厂爆炸之后这一案例中得到体现（第6.5节）。

最后，公共卫生有自己的作用：在卫生风险评估（土地使用规划、选址和许可）领域提供专业知识和经验，并为评估事件情景的卫生保健需求和能力做出贡献。此外，公共卫生机构在风险沟通方面的专业知识和经验对预防化学事件可能是无价的。

案例研究6　因不相容的化学物质混合而引起的火车爆炸
——伊朗尼沙布尔

2004年2月18日清晨，51节装有各种化学物质的车厢与列车分离，沿着轨道向下倒滑，并在下一站脱轨，造成了大量化学物质泄漏和化学火灾。当地的紧急救援机构做出了响应，几小时内就将火势控制。

当响应队伍试图扑灭大火并控制事件时，发生了一起大爆炸，造成了广泛的破坏和伤亡。在70km以外的地方依然可以感知到爆炸。爆炸摧毁了沿线大部分建筑和房屋，并对附近的5个村庄造成了严重破坏。爆炸导致数百人丧生，并对参加救援的当地消防人员和减灾人员以及旁观者造成了伤害。

脱轨的车厢装有多种化学物质，包括17节车厢的硫黄（易燃固体）、6节车厢的汽油（高度易燃液体）、7节车厢的化肥（与易燃液体混合时易爆）和10节车厢的棉纤维。爆炸是由脱轨后泄漏的不相容的化学物质汇集与混合，并在随后火灾中遇热所致。

如果紧急救援人员了解了铁路车辆的化学成分，那么这次爆炸所造成的伤亡可能是可以避免的。

要点：

● 通过将联合国《关于危险货物运输的建议书》纳入国家法律，规范有关铁路和其他运输方式的信息。

● 该建议书要求在建立标签时应遵循《全球化学品统一分类和标签制度》。

● 为尽量减少意外，国际协议需找到快速进入国家立法的途径。

● 决策者需要尽快了解特定情况下的风险，以避免诸如爆炸之类的意外后果。

3

■■■■■■■ 应急预案与准备

　　化学突发事件会对公共卫生和环境造成严重影响。通过采取第2章所述的各种预防措施，可以大大减少化学事件发生的可能性。但是，即使有一个良好的预防系统，也不是所有的事件都可以避免，总有可能发生事件的残余风险。因此，参与应对化学事件应急响应的各机构的一个基本作用就是尽量减少这些潜在事件造成的影响。

　　及时并以适当的方式对突发事件作出响应是减少事件负面结果的最有效方法。由于化学事件性质复杂，而且往往是急性的，因此只能通过各应急响应相关机构的协作和适当准备来实现这种响应。在事件期间，查明薄弱的基础设施、落实材料和人员以及与其他机构建立联系而花费的时间，都会耽误到解决关键问题。这就要求应急预案和应急准备等工作须提前落实。应急预案涉及有效的应急响应基础结构的设计、建立和维护。应急准备是执行应急预案的结果，是针对每一个可预见的危险而量身定做的。

　　本部分将介绍为了确保对事件的响应是针对关键问题的，所应采取的步骤，聚焦于公共卫生预案和准备。只有所有的参与部门都有同样好的预案和准备，并且以协作的方式进行，公共卫生部门才能很好地运行。

　　应急预案包括事件管理的计划、程序、指南和相关信息。虽然这些内容在对事件的响应过程中至关重要，但起草这些计划本身的多学科过程也同样重要。它为机构和个人之间提供了一个建立信任和理解的机会，而在假定事件发生和已发生的时候，这些人将负责应对。

3.1 收集有用的信息

在事件发生时，响应者能够获取有助于指导做出合适的响应的信息，这一点很重要。应该建立危险场所、运输内容（例如集装箱或船舶）、化学信息、卫生资源和紧急联系信息的数据库。所有数据库都应定期整合和更新（需要更新协议），以确保在特定情况下所需的信息是现成的和准确的。在紧急情况下，访问关键信息所需的时间对第一响应人员至关重要。理想的情况是，这些数据库应是数字化的，可供关键人员使用。其他功能，如可以按位置、化学危险或其他指标进行分类，也很有用。重要的是要认识到，下面讨论的所有数据库都是"活文档"，当确定了新场所或场所发生变化时，这些文件需要不断更新。例如，当地公共卫生部门应该持续向管理和整合数据库的国家机构提供卫生部门能力的最新信息。

3.1.1 国家危险场所数据库

危险场所的数据库或目录是确定潜在化学品泄漏的地点和规模的重要参考。为了对实际响应有用，有关化学品的信息应该是实时更新的（不到一天）。有关特定化学品和场所的信息将在化学事件的最初阶段为第一响应者提供关键信息。数据库中应该包含的重要信息罗列在框2中。

获取建立国家危险场所数据库所需信息的最有效手段是立法，即要求各单位在政府机构登记。如上文2.3节所述，这项立法应包括确定危险场所的标准。这些标准可基于（但不限于）特定化学品、化学混合物和/或化学品类别，以及它们对健康和环境造成损害的潜力。如果国家清单不存在并缺乏立法，就需要建立一个国家数据库。收集建立数据库所需信息的一种方法是向选择自愿登记的经营者提供奖励。创建和维护国家数据库的另一个有效方法是获取当地的清单，并将它们集合成一个更大的国家数据库。一个地方的多学科应急预案小组（包括公共卫生）或协同中心可能最具资格编写当地的危险场所清单，尽管可能需要其他组织，如大学或当地机构提供相关协助服务。因此，可以从不同渠道收集社区中某一特定地点的信息。

由于所在地运营商对场所的了解最多，因此可以通过立法或作为发放许可的先决条件，要求他们提供有关其场所的信息。另一种信息来源是地方预案官员。这些人可以通过地方预案法规获得信息，这些法规可能要求公司为其场所准备预案并描述其使用情况。就非官方和非管制场所而言，有时可以在当地社区找到有价值的信息来源，特别是如果该场所被视为对公共卫生有威胁。

在编制了国家数据库之后，国家官员在当地官员的帮助下，对最危险的场所进行排序，这一点也很有用。排名可以基于场所的许多属性，包括：

● 化学品特性（反应性、挥发性和持久性），包括它们将以何种方式发生反应引起事件；

● 在设施中生产和储存的化学品或副产品的规模；

● 在现场进行的化工过程类型和与这些过程相关的任何风险；

● 作为化工过程中间体和废料的存货、种类和数量的可变性；以及

● 场地特点，如设施的年龄、贮存条件的安全性、现有的安全措施，以及与人口中心或必需自然资源（如饮水供应）的比邻度。

框2　国家危险场所数据库中应包含的信息

作为最低要求，数据库应包括：

● 危险场所的位置

● 在现场发现的化学物质

- 现场发现的化学品的实际数量，包括中间体和废料
- 场所管理的联系信息

除这些主要信息外，数据库还可包括：

- 有现场紧急疏散计划
- 现场可用的物资和第一救援
- 有现场人员、病人、第一响应人员和装备的洗消装备
- 有治疗措施，包括抗毒剂
- 现场人员中相关专家的可用性
- 潜在化学泄漏的建模
- 易受伤害地区的大小和位置的估计
- 化学品的主要运输路线

3.1.2 化学信息数据库

政府应安排采购和安装化学数据库，以及/或建立24h电子登录，作为准备预案的一个集成部分。化学数据库中的信息应包括：

● 理化特性：关于物理化学性质的信息至关重要，因为这些信息将影响化学品的命运和运输、与其他化学品的潜在相互作用，以及影响潜在暴露人群的可能方式。在紧急情况下，有关的化学性质信息可能至关重要，如与水或灭火剂的反应性和潜在的危险反应。这类资料可以在加拿大运输部运输应急中心（Canadian Transport Emergency Centre of the Department of Transport，CANUTEC）开发的数据库中在线找到。

● 健康和环境影响：关于健康效应，数据库应包括有关化学品对人类健康和环境潜在的影响资料。信息还应包括，通过食道摄入、皮肤接触或吸入暴露的急性和慢性健康效应。还应包括潜在的易受影响的亚群体信息。关于环境影响，数据库应包括目标物种和效应水平的相关信息。

● 测试流程：该数据库应包括有关测试流程和装备的信息，用于确定

在化学事件发生后以及在随后的修复工作中的化学暴露。有关测试的信息应包括恰当的生物和环境测试流程。

● 洗消程序：应在数据库中包括有关响应人员（佩戴化学防护服）和受害者的化学特定洗消程序信息，以及相关的装备信息。这些信息也应该是针对特定的化学事件类型的，例如泄漏或火灾。

● 医疗信息：数据库中应包括有关化学品暴露人员的医学症状、体征和治疗方法的信息。此外还应包括有关治疗措施的信息，包括化学品抗毒剂的信息。化学信息数据库还可能包括有关用于特定化学品暴露随访的医学治疗信息。

网络链接1　化学信息数据库

● INCHEM：http://www.inchem.org

● CAMEO，美国国家海洋和大气管理局和美国环境保护局的电子信息管理系统：http://www.epa.gov/emergencies/content/cameo

● UKHPA：http://www.hpa.org.uk/webw/HPAweb&Page&HPAwebAutoListDate/Page/1153846673455? p=1153846673455

● WISER：http://wiser.nlm.nih.gov/

● HSDB，TOXLINE 和 IRIS 可以通过TOXNET进行访问：http:// toxnet.nlm.nih.gov/

● IUCLID，欧盟化学品毒性数据库：http:// ecbwbiu5.jrc.it/

● ESIS，欧洲化学信息系统：http://ecb.jrc.it/esis/

● OECD整合的HPV数据库：http://cs3-hq.oecd.org/ scripts/hpv/

● WHO网站，提供了关于事件和突发事件期间对健康的化学风险的相关信息：http://www.who.int/environmental_health_emergencies

3.1.3　卫生部门能力数据库

应在当地公共卫生团队和协调中心的协助下，制定一个关于卫生设施的国家数据库。提供足够的卫生设施和训练有素的医护人员，对于任何化学事件的成功管理都至关重要。除了该地区的设施数量的外，还应就其医疗设备、洗消装备、药品、抗毒剂和毒理学实验室等设施进行评估。决策者将根据获得的这些卫生信息，计划他们的响应，并就如何应对化学事件向卫生专业人员提供指导。这些资料也有助于明确卫生系统中需要改善的领域，从而对化学事件作出足够的响应。

正如科特迪瓦的有毒废料危机（第3章）中所显示的，在发生化学紧急情况时，当地的卫生设施可能很快就会不堪重负，特别是涉及烧伤或严重中毒症状的时候。即使伤亡人数很少时也可能发生这种情况。如果需要，制定针对特定健康状况（烧伤或化学伤害）的伤员分配计划是大规模管理伤员的必要工具。因此，就有必要了解更远的相邻地区的设施。在预案和准备阶段，确定这些设施的位置是很重要的一个步骤，有助于协调病人的流动。

紧急医疗和公共卫生人员的联系渠道也至关重要。卫生部门数据库提供的信息能够帮助决策者制定预防计划来管理重大化学事件。

3.2　化学事件响应预案的编制

目前全球范围内已经广泛建立了重大事件和灾害预案。根据社会的发展水平和意识，通常会有一个涵盖紧急情况的总体预案。它通常来自现有的预案，涵盖了大多数事件类型中可能涉及的应急响应（包括火灾和疾病暴发）的紧急和医疗卫生服务。由于化学事件响应预案是及时应对化学品突发事件的关键因素，因此制定完善的预案非常重要。更重要的是，制定这个预案的过程为未来应对紧急情况时各合作者之间的联络、组网、了解并建立互信创造了机会。但是，由于这个问题非常复杂，通常需要来自不同机构和组织的意见，所以专门处理与化学泄漏有关的危险预案往往缺乏或不够完善。因此，制定和更新国家化学品应急预案是化学事件公共卫生管理的重要组成部分之一。

3.2.1 化学应急响应预案框架

在开始制定国家公共卫生化学事件响应预案之前，应首先确定该预案将归于何处。该预案可以是以下任何一项或其组合：
● 需要由若干组织或机构采用的独立预案。
● 纳入公共卫生预案的预案（例如食物中毒或传染病暴发）。
● 纳入化学事件应急服务预案的预案。
● 纳入更广泛的重大事件应急服务预案的化学事件预案。该具体预案将考虑化学泄漏对公共健康和环境的潜在影响。
● 需要涵盖检测、警报和升级、指挥和控制、培训和演练、公共危机沟通和卫生部门沟通的预案。

无论选择哪种框架，都必须考虑周全，以确保该预案与其他相关但未整合的预案相协调。制定预案时，在化学事件中需要所有的利益攸关方的密切合作与贡献。如果当地社区的主要成员能在建立预案的整个过程中都参与，那么该预案将得到显著改善。

下面列出了化学事件公共卫生应对预案需要阐述的7种主要化学泄漏情景类型（详细说明请参见第1.2.2节）：
① 室外突然明显泄漏气体或蒸气；
② 室外突然明显泄漏出雾或尘埃云；
③ 突然明显的化学泄漏，并与空气之外的媒介接触；
④ 在大型建筑物内发生火灾；
⑤ 爆炸；
⑥ 疾病暴发；
⑦ 无声泄漏。

这7种类型的事件场景都有4个组成部分：泄漏类型（检测到或未检测到）、化学品类型（已知或未知）、损伤机制（毒性、爆炸或加热）以及源头类型（固定或移动）。第五个组成部分，即源头是受管制的还是未受管制的，也可以加入到其中。检测到的（或未检测到的）泄漏最常发生在从未注册或不受管制的场所。虽然在第3.1.1节介绍的危险场所数据库中注册的场所仍然可能发生泄漏，但通常这些泄漏物很容易被检测到，并且该化学品是已知的。检测到的未知化学品泄漏，可能源自未列入危险场所数据库的地点，也可能源自非法或不受控制的化学品倾倒，或作为化学火灾的燃烧产物。从移动源检测到已知化学物质泄漏的一个例子是，标记良好的槽罐车的泄漏。无声泄漏（泄漏的是未知物或被认为是无害的）可能是化学物质缓慢泄漏到水道或空气中。正如本书中的案例研究所表明的，各种事件都可能引起这些泄漏，包括（但不限于）人为错误、设备故障；天气事件、地震和火山喷发等其他自然发生事件；犯罪行为或忽视与化学品有关的危险。

化学应急响应预案应该建立一个在化学应急情况下应采取的行动的清晰框架。化学应急响应预案还应规定具有一般约束力的要求，例如第2.3节讨论的国际协议或立法。除执行国际公约和国家立法外，国家预案还应包括以下程序，以便：

● 确保资源（财务、人员、装备、基础设施和培训）能用于涉及化学事件管理的当地网络。

● 建立危险场所国家数据库（第3.1.1节）。

● 协调机构间关系和协作（第3.5.1节），例如协助事件期间对健康和暴露的调查。

● 制定并实施国家指挥和控制模式（例如基于ICS，参见第3.4节），包括从地方升级至国家层面的事件响应程序。

● 制定程序向公众宣传危险设施，并帮助确保公众理解这些信息。

● 协调与邻国和世界卫生组织等国际组织的关系和合作。

● 举办或赞助日常活动，如国家级训练（第3.6节）。

● 制定质量保证控制程序，以查明服务方面的差距，并监测当地多学科化学应急响应小组的有效性和效率（第3.6节）。

● 确保向当地救援人员提供诸如实验室、抗毒剂、洗消装备和专家等国家援助。

● 确保定期获取国家公共卫生信息。

● 确定并改进国家和地方各级的内部弱点。

框3　应在当地化学品应急响应预案中提供的信息

....

● 所有可能参与应对化学事件的地方机构和组织的角色、能力和责任。应明确概述机构和其他组织之间的指挥和协调链。

● 各地方机构之间的关系。

● 关于谁将支付与紧急情况有关的样本分析的费用。

● 确定申请国家资源所需要的条件。

● 建立向公众通知事件的程序和手段。

● 确定化学品应急管理预案的年度审查和评估机制。

3.2.2　当地应急预案指南

应当建立统一的指导原则和标准，以制定当地现场和场外的化学事件应急预案。一份规定地方预案最低要求的国家指南可以帮助确保预案的质量、一致性和互换性。这些指导方针可供当地化学事件响应团队使用，并用于培训和演练。制定这套方案的起点应该是开发一系列可信的事件情景。所有各方，包括危险设施和潜在事件源头的运营商在内，都应该参与这个过程。

当地预案应考虑化学事件可能导致的健康效应范围（即急性、迟发和慢性）。特别应该强调保护易感人群、医护人员和其他应急人员免于危险化学品暴露。指南还应包括在紧急情况下如何处理化学品。例如，在处理已泄漏的有害物质时，指南应尽可能推荐使用（或避免）某些特定的化学品（或活动），这些通常会涉及消防部门的危险物质专家的意见。预案还应包括操作信息，如应急协调单位的位置、能连接的电、水和其他设施。此外，地方预案应参考当地公共卫生化学事件应对小组和医院等实体的更详细预案，以及针对特定危险场所的化学事件的应对预案。

地方预案应纳入到应对自然灾害和恐怖主义行为的更广泛应急预案中。这种整合有助于产生协调的、一致的应急预案。

最后，负责机构应使用当地化学应急预案，以熟悉其管辖地点的具体信息，包括关于危险化学品的化学和物理特性以及地理位置的信息。事先提供这些信息有助于产生更有针对性和及时的响应。

案例研究7 蓄意释放化学毒剂——1995年日本东京

1995年3月20日，奥姆真理教邪教成员在东京地铁系统释放神经毒剂沙林，以期扩散公众恐惧并伤害大量乘客。袭击者将塑料袋装满沙林，然后在5列进入地下车站的火车中将袋子刺破。袭击造成12人死亡，54人受重伤，数千人受伤。

由于缺乏危险化学品的信息，妨碍了应急响应的有效性。尽管情报和安全部门已经警告可能发生有毒化学品的恐怖袭击，但他们未能提醒紧急服务部门。因此，急救人员和医院不知道受伤原因或风险人口的规模。因此，最初只进行了有限的努力来遏制和洗消已知受影响的地区。虽然当局在袭击3h后就已确认毒剂，但他们无法与当地医院迅速分享信息，因为传达应急信息的网络尚未建立。幸运的是，由于急救团队几个月前曾做出过类似的毒剂试验工作，因而促进了其对这一释放事件的响应。卫生保健人员和安全机构意识到这是与沙林相关的症状，并在相对较短的时间内做出了恰当的反应。

要点：

- 在处理蓄意释放的化学物质的威胁时，安全部门与卫生保健部门之间的良好沟通至关重要。

● 化学事件响应预案应包括公共卫生机构与其他实体（如医院和第一响应者）之间的沟通渠道，还应该开放更多非传统的安全 / 情报服务通信渠道。

● 经常和定期对当局和应急人员进行培训，以处理与化学毒剂有关的各种情况和症状，这是化学事件应对预案的一个关键要素。

框4　蓄意释放化学物质的特例

蓄意释放化学物质以伤害人群是对响应者的特殊挑战。在威胁释放的情况下，警报一般来自国家安全部门、国防部门或媒体。在其他情况下，事件将呈现为疾病暴发或无声释放。在这两种情况下，应急部门和公共卫生部门都要提供对紧急情况的响应。这种紧急情况所带来的第一个挑战是安全部门和公共卫生部门等非传统利益相关方之间有效沟通的必要性。除了这一特殊挑战之外，蓄意释放化学物质引发的司法和安全考虑也可能意味着，化学应急响应人员可获得的信息量以及对这些信息的访问性可能与其他类型的事件和紧急情况不同。

作为一般规则，故意释放化学品的应急准备可能包括：

● 限制获得危险化学品；

● 确定重要药品和其他必需品的场所；

● 改进对脆弱人群的评估；

● 向专业人士和公众成员传播信息，特别是那些被认为风险最大的人员；

● 改进对疾病暴发的监测，尤其是具有不寻常症状的病例群；

● 加强现有的食品安全结构；

● 公共卫生机构、供水、食品安全、中毒控制中心和其他服务机构之间更好地沟通，以及在紧急情况下更好地协调他们的响应；

● 制定应急预案，具备征召民防和安保服务等资源的能力。

网络链接2　应急预案

关于模板的一些例子（不一定由世卫组织认可）以及关于制定当地应急响应预案的进一步信息，请访问：

● 卫生部门：http://www.bt.cdc.gov/planning/

● 市政和公司层面：http://www.ccep.ca/ccepbcp5.html

● 水务部门：http://www.nj.gov/dep/watersupply/erp_template_10_04.doc 和 http://www.doh.wa.gov/ehp/dw/security/331-211_5-13-03_Emergency_Response_Planning_Guide.pdf

● 环境事件：http://www.dem.ri.gov/topics/erp.htm

● 食物事件：www.nasda.org/File.aspx?id=11167

3.3　社区影响评估

当地公共卫生团队的主要职责之一是，根据可能泄漏的情况，对位于社区或地区的危险场所进行社区影响评估，如在第3.1.1节中国家危险场所数据库所述。这与紧急情况下的风险评估基本相同。然而，准备阶段的影响评估将不得不依赖于可能暴露的模型预测，而在事件中，风险评估将（部分或最终）基于实际暴露数据。

社区影响评估是对未来可能发生的化学事件可能产生的不利影响的定性或定量评估。另一方面，危险是一个术语，用来描述一种可能造成伤害的化合物的固有特性。社区影响评估包括五个步骤（图6）。

（1）场景设置

对于每一个场所或运输路线，当地公共卫生团队应该建立潜在的事件场景，包括当前、未来或在运输中泄漏每种化学品的可能性。这些情景应

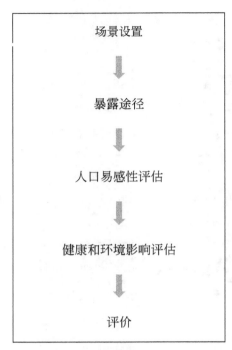

场景设置

↓

暴露途径

↓

人口易感性评估

↓

健康和环境影响评估

↓

评价

图6　社区影响评估中的步骤

该是可信的，选取进一步审查的情景应侧重于那些具有重大后果的情况。对于以往事件或亚事件有关的场所或其他类似场所的情况回顾，可以帮助确定可信的场景。

（2）暴露途径

化学品可以经水和空气从事件现场蔓延到周边社区，导致土壤、水和空气的污染。这样通过消化道和皮肤与土壤和水接触以及吸入空气来源的污染物就有可能发生潜在暴露。对于每个场所和化学品，设施周围易受暴露损伤的区域应根据可能的交通媒介以及其他场所特定的信息，如地形、水体和气象学来确定。可利用这些信息生成计算机模型来绘制易受损伤区域（易感地区）的地图。一旦易感地区被绘制成地图，就有必要研究该区域内的土地用途。如果该地区有农田，食品污染也可能是一个问题。图7显示了可能的暴露途径。关于计算机模型的进一步介绍见第5.3节。

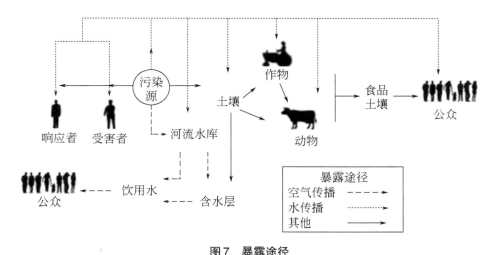

图7 暴露途径

授权改编自 Crisis Tox Consult

（3）人群易感性评估

一旦确定了易感地区，就应查明这些地区内的人口。如果有人口数据，就可用来估计受灾地区的居民人数。然而，在任何特定的时间，地区内都可能会有更多的人，比如工作人口、游客者和参观者。应特别照顾易受影响的亚群体，例如（不限于），学校中的儿童、居住区域的老年人、医院病人和社会经济地位较低阶层的人及其他人。易感人群可能更危险，因为暴露后他们的健康受影响的阈值较低，并且移动性的降低阻碍了他们迅速疏散暴露区域的能力，或缺乏进入避难所的机会。除了这些易感人群外，人群易感性评估还应包括现场人员，包括分包商和应急人员。这些人可能接触到比一般人群更高浓度的化学物质。关于查明弱势群体的更多信息见第2.5.2节。

在易感地区及其周围的基本服务设施和结构，如医院或可用作庇护所的设施和结构，也应该进行确定，如体育场馆、学校和社区大厅等。此外，还应考虑污染严重的地区，如农田、水体、娱乐区和野生动物保护区。最后，应评估事件对附近化学或工业设施可能造成的后果，包括发生多米诺效应的可能性。

评估化学品运输路线周围的脆弱地区也能展示出更多的问题。因为有毒化学品往往是通过公路和铁路运输的，它们很可能通过人口密集的地区。因此，居住在主要交通路线附近的人应被视为易感人群。

（4）健康和环境影响评估

健康和环境影响评估综合了场景设置、暴露途径和人群易感性评估。对前文所述的化学事件场景，这些信息可用于估计伤亡人数和类型、急性暴露造成的任何迟发效应和二次污染（即土壤和水）的影响。健康和环境影响评估还应包括对庇护和疏散的需求的估计，以及实现这些需求所需要的应急服务能力。在第5.3节中讨论的各种计算机模型，都是可用于这种类型的评估的。任何可能跨越管理界线的健康和环境效应因素（例如通过气体云或河流），都将使反应复杂化，评估应包含其相关评价。

一旦估计了伤亡人数和类型，就有必要将这些信息转化为充分响应（及时、恰当的人员及资源的数量和质量）所需的资源，例如卫生保健、疏散和使用庇护所（就地的和有组织的庇护所）。通过将事件要求与现有资源进行比较，可以评估当地的卫生保健资源是否有足够的能力处理化学事件。这一评估应考虑到卫生保健服务超负荷不仅可能来自化学泄漏的受害者，也可能是寻求免费医疗服务的人，就像在第3章例举科特迪瓦发生的"有毒废物危机"那样。如果卫生保健服务超负荷，就需要其他域外的额外资源（"互助"）。

影响评估应考虑化学泄漏的环境后果，因为这些影响可能对公众健康产生长期效应。应确定易受污染地区的污染可能性，并评估管理受影响地区的可能策略。还应评估为尽量减少环境影响所需要的财力、技术或人力资源。

（5）评价

根据事件发生的概率和准备程度，对每种情况进行评价，从而得出其对社区影响的评估。虽然事件发生的概率可能很难确定，但是，诸如历史事件和目前的土地使用和经营等信息还是能提供一些帮助。除了有关特定化学品的健康效应、受影响公民的人数和潜在的环境影响的资料外，风险评估还应评价任何服务的中断和财务的影响。社区的准备工作包括量化卫生保健资源，如卫生保健专业人员和医院的住院能力、应急响应预案的状态、受训应对化学事件的卫生保健人员的数量、后备资源的可用性和获得性。这些因素可能只需要一个定性的估计（例如：高、中或低），而其他因素（如风险人群）可能需要定量评估。

3.4 事件指挥

应对重大化学事件是一项相对罕见和复杂的事情，即使对于指定的应急管理人员也是如此。一个明确界定的响应系统将有助于担此重任。事件指挥系统（Incident Command System，ICS）[1][2]经联合国推荐，已经在美国和英国广泛使用。其他国家也实施了类似的系统，例如新西兰的协调事件管理系统和澳大利亚的澳大利亚互服务事件管理系统（AIIMS）[3]。重大事件管理和支持系统（MIMMS）是专门针对医疗管理的一种替代方案[4]。

此外，无论事件大小，ICS都会针对每一起事件采用标准化的指挥系统。该特点使得来自多学科和机构的响应人员，能够在应对化学泄漏之前接受一致的训练。这样，公共卫生官员在到达现场第一时间就能熟悉ICS的角色和责任。因此，ICS通过建立一套通用的事件目标和策略，使得所

---

[1] United States Federal Emergency Management Association's Incident Command Review Materials (http://www.training.fema.gov/EMIWeb/IS/ICSResource/assets/review Materials.pdf).

[2] United States Federal Emergency Management Association's Independent Study Course (http://training.fema.gov/EMIWeb/IS/).

[3] New Zealand Fire Service Commission. The New Zealand Coordinated Incident Management System: Teamwork in emergency management. Wellington, New Zealand, New Zealand Fire Service Commission, 1998.

[4] Burkle FM. Disaster management, disaster medicine, and emergency medicine. Emergency Medicine, 2001, 13: 143-144.

有责任机构能够共同处理事件。

ICS 提供了一个标准化的、现场和场外的所有危险事件的管理概念。针对涉及多个机构的单一或多个事件的复杂性和需求，它允许管理团队采用一个整合的组织结构来匹配；它包括事件现场所有人员，例如第一响应者、公众卫生人员、应急策划人员、来自环境机构的人员和毒理学家。

> **网络链接3　指挥系统**
>
> 美国联邦应急管理研究所提供了 ICS 系统的培训课程：
> http://training.fema.gov/emiweb/IS/crslist.asp

ICS 按照一个自上而下的指挥系统模块进行组织，对于大型和小型事件都适用。指挥链和统一指挥的原则有助于澄清汇报关系，消除多重冲突指导造成的混乱。根据事件的规模和影响，按照下列命令层次运作：

● 行动命令（也称为"铜令"）：如下所述的现场事件指挥所（Incident Command Post，ICP）。

● 战术命令（也称为"银令"）：场外指挥，通常用于控制多个 ICP、受影响区域较大的复杂事件、整体后勤等。

● 战略命令（也称为"金令"）：负责战略决策的公共卫生的和/或政府官员的场外指挥所。

各级事件管理人员必须能够控制在其监督下的所有人员的行动。ICS 的一个基本特征是制定事件行动预案，即：

● 明确事件响应目标；

● 说明要完成的行动以及由谁来完成；

● 涵盖指定的时间框架，称为行动时限。

在应对紧急情况时，ICS 根据以下优先性制定目标：

① 拯救生命；

② 控制事件；

③ 保护财产。

在事件发生地点附近建立了各种类型的行动场所和支援设施，以实现各种目的，如大规模伤亡管理、捐赠物资处理和洗消等。ICS使用预先指定的事件设施，可能包括：

● **事件指挥所（ICP）**：执行主要行动级现场事件指挥功能的地点。ICP可能与事件基地或其他事件设施位于同一地点，通常由绿色旋转灯或闪烁灯标识。

● **基地（base）**：以协调和管理为主要功能的场所。每个事件只有一个基地。事件指挥所可以与基地共处一地。

● **集结区（staging area）**：建立用以放置资源的区域，同时等待战术分配。

● **营地（camp）**：在事件大体区域内的一个地理位置，与事件基地分开，有装备和人员，为事件救援人员提供睡眠场所、食物、饮用水和卫生服务。

ICS的另一个重要概念是在响应时通过以下措施推动一体化通信：

● 制定和使用共同通信计划；

● 通信设备、程序和系统的互操作性。

清晰的指挥链是有效的ICS管理的基本组成部分。指挥系统是事件管理组织按级别形成的有序权威链。这确立了统一的指挥，并允许在化学事件期间组织响应者，而化学事件往往是本质上无组织的事件。在统一指挥下，除非牵头机构人员另有指示，所有人员应当：

● 只向一名主管报告；

● 只与该主管保持正式的沟通关系。

3.5 通信

3.5.1 机构间沟通

在发生任何化学事件时，都需要建立及时有力的机制以通报和调动适当的国家和地方政府机构、非政府机构和应急人员，与事件当地机构协调应急响应。警报机制需要定期测试和升级。从警报机制获得的联系信息也可用于促进地方、区域和国家机构之间的教育和协调，以帮助确保有效预防和应对化学事件。根据情况，事件发生需要通知的组织包括可能参与化学事件应对的当地机构、其他政府和非政府机构、邻国或其他国家和国际组织。

机构间通信协议和技术资源还应有助于安全共享与事件有关的信息，例如泄漏的化学品的身份和数量、伤亡人数及其位置、部署的资源、事件的预期演进。

3.5.2 风险和危机沟通——信息和公共警告

与公众沟通可能是化学突发事件中最具挑战性的方面之一。缺乏沟通或解释不充分可能会导致人们做出危险行为，对健康产生负面影响。例如，在博帕尔毒气事件期间观察到缺乏沟通的后果：因为不知道该怎么做，许多人选择逃离，导致暴露于甲基异氰酸酯气体。如果这些人及时得到了下面的通知，即对化学物质的最好的紧急保护措施是躺在密闭空间的地板上，并且脸上覆盖湿布，如果人们知道这样一个简单的安全措施，许多生命可能会被挽救。重要的是要认识到，风险和危机沟通本身是一个过程，需要专家的意见。

与公众沟通包括事件发生之前的所有沟通。这可能包括附近危险品的信息、可能的事件情景、当局的准备情况、公众在事件发生时可以采取的保护行动以及建立沟通渠道等信息。风险沟通建立了可能受到影响的人群与应急响应人员和公共专业人员之间的信任。因此，它为有效的危机沟通奠定了基础。

事件中的沟通通常被称为危机沟通，是响应机构和公共官员得以减轻事件后果的极其重要的工具。

紧急情况下的公众沟通过程应遵守第5.6节中描述的几个规则。在整个事件中，协调沟通程序尤其有用。实施此类程序比较好的方法是使用ICS。在准备阶段，可以设计和测试公共危机交流系统。这包括预案、过程、指挥和控制，指定发言人和可能情景的标准信息。危机沟通指南已可获得❶❷❸。

■□■
□■

案例研究8　化工厂爆炸所致饮用水污染——中国松花江

　　2005年11月13日，中国吉林的吉林化学工业公司工厂发生爆炸，造成5人死亡，100t包括苯在内的污染物进入松花江。松花江是中国哈尔滨的主要水源。哈尔滨位于吉林下游380km，人口超过300万。松花江也是俄罗斯阿穆尔河（译者注：中国称黑龙江）的支流，流入鄂霍次克海。

　　11月24日，污染物形成的化学浮油抵达哈尔滨。当时，浮油长达80km。市政府停水4d，在此期间，河水中苯的浓度曾一度上升到国家安全水平的33倍，然后才下降到可接受的水平。为了提供干净的饮用水，钻井超过50口，并由政府机构提供瓶装水。哈尔滨居民也被建议远离河流以避免可能的空气污染。此外，中国国家环保总局（SEPA）增加了水电站的流量，以稀释污染物，并沿松花江建立了水质监测站。

　　爆炸发生几周后，当化学物质浮层到达俄国阿穆尔河上的哈巴罗夫斯克（译者注：伯力）时，已经长达150km。虽然不能很快得知爆炸的细节，但俄罗斯当局依然有足够的时间将瓶装水的产量从每天75吨增加到1525吨，并建立了165个可以向公众分发水的站点。

---

❶ US Department of Health and Human Services. Communicating in a crisis: risk communication guidelines for public officials (www.riskcommunication.samhsa.gov/index.htm).

❷ Health Canada. Crisis/emergency communications guidelines (http://www.phac-aspc.gc.ca/sars-sras/cecg-ctcu/hc-cecg.pdf). The Peter Sandman risk communication website. Crisis communication: guidelines for action (www.petersandman.com/handouts/AIHA-DVD.htm).

❸ World Health Organization. Effective media communication during public health emergencies (www.who.int/csr/resources/publications/WHO_CDS_2005_31/en/).

由于松花江事件的国际性，中俄官员之间的协调与合作在政府层面达到了很高水平。中国与俄罗斯建立了一个联合的水质监测项目，联合国环境规划署的一个小组应环保总局的请求到访，来帮助缓解和评估问题。

在这起事件中，化学污染在几个星期之后才跨越国际边界。但是，如果化学泄漏是发生在国家接壤地区，污染可能会迅速进入邻国。在这种情况下，一个预先存在的国际响应计划是修复行动成功的重要和必要因素。

这一事件还凸显了国际社会（在本例中由世界卫生组织和联合国环境规划署代表）为在化学事件之后向各国提供援助而制定的机制。一个国家的化学应急响应预案应该反映出，在化学事件期间或之后可以要求提供这种援助。

要点：

● 由于许多化学事件的泄漏可以跨越国际边界，邻国之间的沟通渠道应作为备灾计划的一部分而建立，特别是在国家接壤的地方。

● 国际组织有可能促进国与国之间的交流。《国际卫生条例》（2005）（见第 2.4.1 节）为国际关注的公共卫生事件提供了通知和警报系统。

案例研究 9　有毒废物非法倾倒——科特迪瓦阿比让市

2006 年 8 月 19 日晚些时候，一艘名为 Probo Koala 的船在科特迪瓦阿比让市卸下 500 多吨废物，以供处置。据传，这些废料是清洁船上汽油箱的脏水，由几周前成立的一家科特迪瓦公司处理。夜间，垃圾被倾倒在城市周围的 20 多个地点。

不久之后，当地人开始出现流鼻血、恶心、头痛、皮肤和眼睛刺激以及呼吸问题。因抱怨健康问题的人数众多，随后的一项调查显示，由 Probo Koala 排放的废物实际上是由极其危险的化学物质组成，如硫化氢、硫醇和氢氧化钠[a]。

寻求治疗的人很快就挤满了当地的卫生服务中心。突如其来的人流造成了卫生服务普遍混乱，并导致医疗用品短缺。至 2006 年 9 月 25 日，这次危机共导致 8 人死亡，68 人住院，77000 多人次医院咨询[b]。

联合国和世界卫生组织的专家被派往阿比让，以帮助科特迪瓦政府管理危机的卫生保健方面。他们通过协助评估化学品造成的风险，向公众提供信息，防止进一步暴露，并向该国运送医疗用品，以帮助协调卫生响应。与此同时，一个法国小组被派往该国，以确保危险场所的安全，并解决废物清理问题[c]。

科特迪瓦的有毒废物危机是由于环境条例和控制措施执行不力以及腐败造成的。这种组合情况使得废物能够由无任何危险化学品管理专长的科特迪瓦公司处理。总的来说，它提醒各国执行和强化《巴塞尔公约》的重要性，该公约旨在防止危险废物越境转移，特别是向发展中国家转移。

要点：

● 执行和强化《巴塞尔公约》等国际公约是防止有毒废物向没有处理化学产品所必需的基础设施的国家转移的重要步骤。

● 环境法规和控制对于检测潜在危险材料并确保它们得到适当处理非常重要。

● 一个通过突然涌入的患者而发现化学事件的系统应该到位。

● 准备预案应考虑到患者突然涌入医疗中心的可能性。

● 良好的公共沟通是必要的，它可以有效促进群体响应，帮助群体规避风险，增强群众对地方以及国家政府机构的信心。这些方面应该在准备预案中考虑到。

ª World Health Organization. Déversement des déchets toxiques en Côte d'Ivoire (http://www.who.int/mediacentre/news/notes/2006/np26/fr/index.html).

ᵇ United Nations Office for the Coordination of Humanitarian Affairs. Situation Report no. 10. Crise des déchets toxiques/toxic wastes pollution crisis, Côte d'Ivoire (http://www.reliefweb.int/rw/RWB.NSF/db900SID/KKEE-6U2PVT?OpenDocument).

ᶜ Actualités des Nations Unies à Genève. Le Blog de la Mission de France. Côte d'Ivoire: les déchets toxiques seront traités en France (http://www.delegfrance-onu-geneve.org/blog/index.php?2006/11/06/150-cote-divoire-les-dechets-toxiques-seront-traites-en-france).

3.6 人力资源建设

国家和地方两个层面的化学事件演习都是必要的。演习应由一个组织进行协调，该组织还需提供培训材料。预案（和演练）有助于保证人们在事件发生之前建立、理解和学习他们的角色。还有一个方面也很重要，即要有方法来审核或评估这项工作，以发现服务方面的差距，并监测当地多学科公共卫生小组工作的有效性和效率。在每次事件或培训活动后还应进行预案、基础设施、能力及表现的彻底评估或审查。事件审查可以提供宝贵经验，如事件预案的哪些部分成功，哪部分需要改进。除了这些活动外，在管理人员的教育培训方面同样做出努力，诸如人力资源管理、冲突和后勤管理、明确指挥链，以及控制和沟通技巧等方面，这也是非常重要的。

3.6.1 培训

制定例行培训计划并参与演习是化学事件准备和响应的重要组成部分。对于日常培训计划，应制定最低要求，并符合国家标准，以使培训在全国范围内标准化和统一。应该对当地团队进行培训，对可能发生化学事件的情况做出适当反应，并且应该学会如何应对实际的化学事件，以尽量减少工人、响应者、公众和环境的风险。

那些需要对化学事件作出响应的特定责任个人和组织，应当接受实施相关化学事件应急预案的培训，并且要在理论和实践两方面联合培训。恰当的协调和沟通有助于参与者熟悉应对化学事件时所需要的广泛合作。极其重要的是，这还有助于化学事件发生时，响应责任者之间的彼此了解，熟悉彼此的程序，认识到其他各方作为组成部分的重要性，以及理解其他各方的角色和责任以及执行中的困难。有效的培训计划还能确保所有相关组织都习惯彼此的高效合作。

核心培训计划

对当地响应队伍进行核心培训是一个重要机制，它能使各组织的人员对自己和他人的需求和专长有一个基本的了解。核心培训计划的设计应包括信息、程序和实操的要素。定期提供这些培训计划至关重要，以便个人随时了解事件响应计划的关键组成部分，并接收有关新技术和潜在危险变化的最新信息。应纳入核心培训的公共卫生元素包括：

- 环境化学品、去向和持久性
- 与化学品接触相关的常见症状
- 流行病学和毒理学
- 风险和暴露评估
- 应急行动和程序以减少对响应者和公众的风险
- 防护装备的正确使用和不足
- 庇护所和防护措施

- 生物和环境取样
- 重大化学危害控制系统的关键组成部分
- 风险沟通技术
- 当地化学场所

在第3.3节中提到的社区影响评估程序应该被视为，让流行病学、毒理学和环境评估方面经验不多的当地个人和社区参与的一个机会。这样，专家同事们就可以帮助知识有限的个人和社区成员了解事件响应的内容。其他公共卫生职能，例如建立监测系统，也可以提供培训机会。以下各节概述了有效培训和应急准备程序的关键组成部分。

3.6.2　演练

工作人员需要在相关的核心领域进行专门培训。各国应审查最佳途径，以便给那些负责化学事件响应的公共卫生和环境卫生专业人员提供综合培训。这可以通过公共卫生培训中心、中毒控制中心、国家信息和咨询中心或当地的响应单位来组织。

已经清楚地证实，通过演练可以使理论训练的有效性最大化。演练通常分为三大类：桌面推演、功能演练和全面模拟演练，演练可以以单一学科或多学科形式实施。各个机构也可以考虑开展初步的适应性演练，向参与者介绍他们在化学事件预案中的责任，并为他们的演练过程做好准备。另外也可进行结果和评估演练，以帮助进行演练审查。

（1）适应性演练

适应性演练（orientation exercises）可以提供预案的总体条款，能够使工作人员了解化学事件预案中的政策和程序。这对确保人员了解他们的角色和责任以及获得背景信息和专家建议尤其有效。适应性培训还有助于弄清预案中的复杂或敏感部分。适应性演练通常不涉及任何直接模拟，而是用于审查计划程序并将其非正式应用于潜在的紧急情况，尤其是涉及当地优先级别高的场所化学品时。这种类型的培训应该提供给首次进入化学事件响应系统的个人，例如新员工。

网络链接4　演练

　　有关事件演练的更多信息，请访问英国健康保护局：http://
www.hpa.org.uk/hpa/erd/erd_exercises.htm和美国国土安全部演练与
评估计划 https://hseep.dhs.gov/。有关培训课程的信息，请访问美
国联邦应急管理研究所，网址为 http://training.fema.gov/emiweb/IS/
crslist.asp。

（2）桌面推演

　　组织层面的桌面推演（tabletop exercises）比适应性演练更为正式，而
且经常涉及化学事件预案中一个以上的责任部门。桌面推演是将准备好的
情况和问题与角色扮演结合起来，对预案、过程、可以调用的资源以及决
策依据的政策进行讨论。桌面推演是熟悉个人和本地团体的角色并显示协
调性的好方法。它提供了一个良好的环境，可以加强计划的逻辑和内容，
并将新原则融入决策过程。在这些演练中，还应鼓励参与者讨论在培训或
经历中认识到的响应预案的不足之处。

　　鼓励参与者实施关键步骤、认识困难、使用其他部门的专长，以及解
决问题。桌面演练通常需要2～4h，并且需要经过专门培训的辅导员参
与，他们非常熟悉响应系统。这些辅导员应该在各机构间轮转，以便响应
人员熟悉各种应急响应方式。

（3）功能演练

　　功能演练（functional exercises）是一种应急模拟，用来训练和评估综
合应急行动和管理。功能演练比桌面推演更复杂，它集中于决策者与典型
事件协调中心之间的全面互动。对所有现场操作进行模拟；有关活动的信

息通过无线电和电话等实际通信设备传输。功能演练允许决策者、场外事件协调员、现场事件管理员以及协调和操作人员，在具有时间限制和内在压力的现实情况下执行应急响应管理。这些演练通常包括几个组织和机构实施的一系列紧急职能实践，例如从事件热线收集初步信息、组成核心小组、指挥和控制通信，以及访问和调动数据库和专家来提供建议、公众警告和疏散决定。

（4）全面的模拟演练

全面的模拟演练（full-scale simulation exercises）同时关注事件响应和管理系统的多个组成部分。它使参与者能够以与功能演练类似的方式体验社区应急计划的互动元素，但增加了一个场地训练。全面的模拟演练使用详细的场景和模拟来逼近紧急情况，提供现场指导和行动，还包括场外事件协调中心的协调和决策角色。通常要演练导向和控制、调动资源、沟通、评估、洗消、处理和分类以及其他特殊功能。

（5）结果和评估演练

类似于对实际化学事件响应的审查，演练审查有助于对化学事件预案进行更新和改进，并且可以确定培训要求。这个审查制度保持积极的态度很重要，它不仅应该关注方案的优势，还应该以积极加强的方式指出预案的缺点。任何审查都应该有后续行动，且至少应涵盖以下三个方面：

● 预案和过程：预案是否正常运行，并且是否需要改进？

● 团队合作：团队成员如何在团队中行动，并与其他人和外方互动？

● 决策：考虑到现有的信息，团队是否得出了正确的结论并提出正确的建议？

4

■■■■■■ **侦检与警报**

　　一些化学事件场景（第1.2.2节）由于其灾难性的影响或可能累及大量人口，很容易被发觉。然而，大多数急性化学事件都是小至中等事件，很少人（可能只有污染者和直接参与的人）能在开始时注意到。在这种情况下，很多污染者可能并没有将化学泄漏事件通知公共当局。这可能是因为污染者认为该事件是轻微的，可以在没有外部援助的情况下处理。然而，在许多情况下，污染者没有适当的知识和训练来评估化学泄漏的潜在风险。污染者没有通知应急或公共卫生服务部门的其他动机还包括：不希望暴露身份、不理解或不关心公众或环境的风险，或不愿处理该事件的经济后果。污染者可能害怕泄漏带来的刑事或民事起诉。化学事件可能对公共健康产生短期或长期的影响，在发生危机时，响应者和公共卫生当局要能够识别它们，从而评估并降低其影响。

4.1　建立监测化学事件的方法

　　当地应急机构和公共卫生当局可以通过以下几种方式识别化学泄漏，包括化学泄漏责任人告知和公众告知。其中公众告知可以是公众通过可见的泄漏证据告知，如看到的爆炸；或是通过不太明显的环境或健康的改变告知，如脏的水面、空气污染羽流、野生动物死亡、眼睛或鼻子的刺激。值得注意的是，当公众察觉到潜在的环境或健康效应时，他们往往会非常担心。有关当局应意识到这一点，并恰当地通知受影响社区的成员。公共通信将在第5.6节中进一步讨论。

除了从公众或化学泄漏责任人的告知中确定化学事件，还有几种方法可以协助监测化学事件，包括培训识别化学事件的公共卫生官员、医疗专业人员、第一响应者和社区的成员，人口健康监测以及环境监测系统。

一旦监测到事件，经过训练的当局会对事件作出适当的反应，评估事件对公共卫生和环境的风险，并根据既定的指南和程序实施恰当的行动。随着事件响应的进展，可能需要国家资源和专家来提供支持和帮助。

化学事件识别培训

公共卫生机构的成员，包括第一响应者、公共卫生当局、医疗团体、中毒控制中心、流行病学家和其他人员（如负责的产业管理人员），应接受培训，以便于能识别化学事件，并对事件作出合适响应。这个过程有以下几个组成部分：

● 公共卫生部门、医学机构的成员和第一响应人员应该接受识别化学事件的教育，以便能够对事件的发生保持警惕；还应该接受教育，以便作出合适的响应。

● 为了方便相关机构、应急响应部门和其他有关部门（如负责水和食品安全的人员）的使用，以及一般群众向有关当局报告化学事件，众所周知的一些公共卫生部门应急电话号码和/或互联网联系信息应24h保持畅通。

● 监控和监测系统应该到位，以便于定量检测环境和公共卫生数据并了解其趋势。

4.2 健康和环境监控

4.2.1 人口健康监控

对于一个有效的中毒事件管理系统，其主要部分是在最合适的行政级别建立一个常规人口健康监测方案。该方案包括持续和系统地收集、分析和解释健康数据，这一监测应在第3.3节所述的健康评价基线建立之后继续维持，其目的是：

- 确定可能与化学泄漏有关的健康事件；
- 监测不同类型人口健康指标的趋势；
- 刺激流行病学研究，以指导预防或控制；
- 评估控制措施的有效性。

常规健康监测方案中应包括卫生统计信息和不规律的健康事件的定期更新，后者可能预示着化学泄漏。这些资料可以由各级政府机构收集和分析，但应该储存在由国家机构维护的某一数据库中。常规卫生监测方案还应确保简单性、灵活性、可接受性、敏感性、代表性和及时性。下面几节将讨论常规健康数据监测系统的基本组成部分。

案例研究10　制作甜食时不慎使用杀虫剂而引发疾病暴发
——菲律宾薄荷岛

2005年3月9日，星期三早上，在马比尼市当地小学上学的孩子们从街头小贩那里购买了油炸木薯球。在吃了甜食几分钟后，一些孩子开始出现症状，包括严重的胃痛、呕吐和腹泻。14名7岁到13岁的孩子，在抵达医院之前已经死亡；另有13人在抵达该地区的医院后死亡。该事件共有29人死亡，另有104人住院治疗。

在这一事件中，卫生部与菲律宾大学中毒控制中心的毒理学家合作，以缩小事件暴发的原因范围，确定其来源并设计方法来遏制这种威胁。当局最初怀疑，木薯中天然存在的氰化物是造成急性中毒的原因。但是，中毒后表现的症状、中毒者体内氰化物含量低、幸存者给药阿托品后迅速恢复，所有这些都表明，除了氰化物外还有一种神经毒性物质。在疫情暴发4d后，调查人员从一名木薯供应商的厨房中寻得了一小包部分使用过的氨基甲酸酯杀虫剂。化学分析得出的结论是，氨基甲酸酯类杀虫剂（一种无臭的白色粉末）在制作甜食过程中不慎被当成面粉使用。

要点：

● 在疾病暴发期间，应使用所有可用的相关资源，如中毒控制中心，以便迅速确定原因并控制疫情。应考虑到事件暴发的"致病方"（在本例中是街头小贩）。在拼凑整个暴发情景时提供的信息具有潜在帮助。

● 应具有及早发现并处理疾病暴发的方法。应考虑建立一个基于医院和/或中毒控制中心的监测系统，以监测暴发。

4.2.2　一般卫生统计

当收集的数据来源较多时（如人口普查、医院或疾病登记处），应该以便于进行趋势分析和比较的方式来收集、整理和呈现。因此，收集的数据应该是实际数据，而且应该准确、全面、实时更新，另外要方便决策者访问。同时，意识到单个数据源的局限性也很重要。另外，由于健康数据可能来自不同的人群和由不同的人采集，所以确保数据和收集方法的一致也很重要。下面列出了常见的数据来源。

（1）人口普查

确定人口数量和界定人口范围是评价发病率和暴露率所必需的。许多国家会定期进行人口普查。然而，人口迁移、出生率和死亡率的变化，以及人口普查数据收集的频率，都可能对普查数据的可靠性产生重大影响。定期收集的人口普查数据可用于建立基线统计数据，以便用于在化学事件发生期间协调和整理资源。人口普查资料也可为政府机构制定预案提供重要参考。

（2）死亡率

大多数国家都有登记死亡的方案，通常是关于死亡原因的资料。使用国际疾病分类（International Classification of Diseases，ICD）❶系统编码死亡证书，可使报告标准化；然而，ICD对于化学事件报告通常不是很有帮助，因为它没有根据所有的化学原因对疾病进行分类。死亡率数据可能对回顾性研究或对慢性暴露的评估有用。这些数据的一个潜在局限性是，由于人为错误可能会发生数据的不准确。在数据收集过程中的各个步骤都可能出现人为错误，包括临床诊断和死亡证明的完成；通过将该信息转换成死亡通知书及其分类和编码；对统计结果的处理、分析和解释。

（3）住院数据

在许多国家，医院登记的入院数据是关于疾病和残疾的良好信息来源。然而，通常情况下，患者数据并不是针对地理区域，而是针对医院的位置。此外，疾病数据通常是通过ICD（见上文）报告的，这些数据不能够按化学原因对疾病进行全面分类。对于特别关注的健康状况，需要通过搜索所有可能治疗过类似临床症状的医院记录来计算人口入院率。定期更新医院的入院数据可以为化学事件提供重要信息。入院数据出现异常的峰

---

❶ World Health Organization international statistical classification of diseases and related health problems, 10th Revision, Version of 2007 (http://www.who.int/classifications/apps/icd/icd10online/).

值表明可能发生了急性事件，需要适当的政府响应。某些可能指示健康受到影响或暴露的治疗方案也可能说明了突发或未报告的化学事件。因此，训练卫生保健专业人员认识这些迹象并作出相应响应，尤其重要。

（4）其他卫生保健服务

数据也可以从门诊服务、私人诊所、事件与应急以及其他初级保健设施中获得。私人团体例行报告中的总结数据提供了有价值的信息，可用于管理化学事件。遗憾的是，这些来源的数据可能无法在各国之间标准化，可能在国家内部也都是多变的。因此，建立标准化程序并将数据输入到可追踪数据库中很重要，这样在发生化学事件时有利于卫生专业人员之间迅速协调。

（5）癌症登记

癌症登记有助于识别癌症的时空聚集，有时也有助于缓解公众对化工厂周边的聚集现象的担忧。这些信息在回顾性分析中很重要。然而，在管理当前和未来的化学事件时，使用癌症作为环境健康评估的潜在终点存在很大的局限性。具体地说，暴露与疾病发作中间有很长的潜伏期（通常为20年或更久），并且由于缺乏对癌症患者暴露的准确信息这一情况会变得更复杂。况且，对一个人追踪20年或更长时间也很困难。此外，癌症可能有多种病因，而我们对病因学却知之甚少。尽管如此，地方和国家癌症登记处的信息可能仍然有助于评估各国政府面临的长期公共卫生问题。

（6）先天畸形登记

一些国家已经建立了地方和国家两级的人口登记，以促进对先天畸形原因的研究，并发现先天畸形患病率的变化。然而经验表明，使用这些人口登记信息识别和登记畸形很费时，无法用来识别化学事件。这些登记册可能更有助于对已知暴露事件后的人口健康效应进行回顾性评估，在这种情况下，有必要将先天畸形登记的新病例与暴露人群联系起来。

4.2.3　前哨健康事件

前哨健康事件（sentinel health event）是对可预防的疾病、残疾或过早死亡的观察，它是危险的环境暴露可能或正在发生的警告信号。作为健康监控和报告的一部分（如中毒控制中心），当地前哨卫生事件监控的主要目的是确定那些泄漏过后没有上报的（像巴拿马事件一样，见第4章案例12），或者被认为是无害的化学泄漏。一旦地方当局确定了前哨健康事件，则有助于确定下列工作的需求：

- 进一步流行病学或环境研究；
- 工程或其他控制措施消除危险的暴露途径，无论是环境、食物或水传播；
- 地方机构可以采取的降低某一特定事件发生概率的预防措施；
- 对前哨个人和其他人员的预防护理和治疗。

参与当地化学事件响应的人员可以与社区合作，以查明与他们所在地区的疾病相关的优先化学品。然后可以为当地社区建立一系列早期预警信号。对当地工人进行的常规医疗评估也可能使公共卫生当局能够发现与未被注意的化学事件有关的异常的急性和/或长期健康效应。根据可行性和重要性，还可以在当地社区建立一个前哨事件报告系统。在事件发生后，可以利用诸如死亡证明或癌症登记等常规报告系统，在污染地区建立地方的、地区的或国家级的临床报告系统。这一后续监测非常重要，它能追踪在发生时和随时间进展化学品泄漏事件对受影响人群中潜在影响。当地的中毒控制中心在完成这些活动时可能会发挥重要作用。

4.2.4　人口健康监控系统面临的挑战

在不同的机构水平上实施或维护人口健康监控系统可能出现几个潜在挑战。化学应急管理人员可能遇到的一些挑战包括缺乏数据、数据不准确、与数据分析相关的失误、数据混乱、资源不足、保密问题，以及不同报告机构间不同的且相互冲突的利益。通常收集数据的地方机构、汇总或管理收集到的数据的地区机构和分析数据的国家机构之间应当保持协调，以确保在发生化学事件时监测系统的到位及运行。

4.2.5 环境监测

正如中国松花江事件（第3章）所示，有效的化学事件管理系统的一个主要组成部分是，在高风险或人口稠密地区建立日常环境监测程序。该程序应包括定期测量潜在化学泄漏源周围地区（如工业场所）各种暴露媒介（即水、土壤、空气或食品）中的化学品浓度。环境监测要求对环境数据进行持续和系统的收集、分析和解释，具有重要意义（包括但不限于以下几点）：

● 提供环境媒介中化学品本底水平的数据；
● 显示这些水平的任何正常变化；
● 当检测到化学浓度突然增加时，作为警告；
● 能够与化学事件发生后的水平进行比较；
● 确定恢复到的本底水平。

常规环境监测计划应重点评估各种环境媒介中可能涉及的化学品浓度。具体而言，应在化工厂附近评估空气、水、土壤和粮食作物的潜在污染，并监测正在生产、使用或储存的化学品种类以及这些化学品的降解产物。环境监测程序的目标是建立化合物的基线浓度，如果浓度在泄漏后增加，可用作比较的基础。因此，为确保本底数据能够代表正常情况，需要定期更新环境取样数据，采样间隔取决于当地环境中污染物的预期波动。

进行环境测量很重要，需要精良的装备以及技术熟练的人员。适当的培训也至关重要。为了确保环境取样能持续一致并有效完成，应制定包含取样方法的标准操作程序（standard operating procedure，SOP）。方框5描述了SOP。

标准操作程序（SOP）的目标是确保能以一种有效的方式持续一致地收集数据。SOP应该确定能执行质量控制程序的许可实验机构，或者确定选择这些实验机构的标准。

SOP还应包含如何制定采样区的系统采集计划。在采样之前，应考虑许多因素，包括采样时间、频率、方法和与对照样本的浓度比较。此外，针对测量的污染物，环境测量技术还应包括如下考虑：

- 代表性
- 独立性
- 精准性
- 正确性

环境抽样虽然提供了关键信息，但所有环境抽样技术都有其局限性。理解和考虑这些限制是很重要的，例如，在实施监测程序之前，了解可准确测量的某一污染物以及基质中的干扰物的最低值。另一个常见的局限性是，许多测量技术使用的监测装备可能会受到诸如温度和湿度等因素的影响。某些质量控制程序❶（如收集重复样品和空白样品）可减少抽样误差。这些问题应该作为日常环境监测质量保证和控制计划的一部分。

环境监测的一个共同但不是不可克服的局限是其成本。监测装备可能很昂贵，并且维护成本（例如仪器校准）和实验室分析成本都很高。但是，由于确保环境监测结果的有效性很重要，因此，避免环境采样的高成本通常比较困难。以下描述的两种策略可用于分析样本以确保它们在事件发生时的有效性，其中第二种选择可以降低实验室分析的成本。

---

❶ United Nations Environment Programme, International Labour Organization and World Health Organization. Environmental Health Criteria 214, Quality Assurance and Quality Control (http://www.inchem.org/documents/ehc/ehc/ehc214. htm#SectionNumber: 11.2).

① 在采集时分析所有样品，以了解当地事件中可能遇到的各种污染物。成本可能很高，但这些数据可以被其他机构使用，也可以用于其他目的。因此，总成本可以由那些可能使用这些数据的其他机构和当地社区分担。

② 储存样品，仅在发生化学泄漏事件后分析它们，并且只分析那些感兴趣的污染物。使用这个策略可以降低成本。但是，有些样品可储存的时间有限，因此必须考虑到这一点，以确保收集的样品的有效性。如果采用这一策略，则必须监控储存并向保管人员提供指导，以确保样品的一致性和适当的看管。

研究方案设计是控制成本的另一个重要机制。当地对研究和抽样设计的投入可以提供成本-效益替代方案，用最低成本完成采样目标。在许多国家，公共卫生当局可能希望征聘在环境监测的原则和方法方面有经验的专家。代表国家主管部门的官员可以在协调监测工作方面提供宝贵的帮助。

案例研究11　大规模硫丹中毒——印度贾巴尔普尔县[a]

　　2002年1月14日，印度Amarpur报道了一种神秘疾病。这是一个600人的小村庄，位于印度贾巴尔普尔附近。这种疾病从两个孩子开始，不久之后，村里6个家庭的大部分成员都患有中度至重度呕吐、头晕、眼球转动和四肢异常运动等症状，之后是意识丧失。这一事件开始被怀疑为恶神附体，受影响的村民没有得到医疗救治，3名分别为3岁、5岁和15岁的儿童在第1周内死亡。在第2周期间，一些有病的村民被送入当地医院，在那里他们完全康复。然而，当他们回家后，又开始惊厥了。在第3周，有10人被送进附近城市的医学院医院。

　　2002年2月13日，一组公共卫生专业人员被派往Amarpur考察。该团队从各种渠道收集信息，从与村民和医院医生的交谈到查阅10名住院病人的医疗记录的检查。村民的疾病临床过程和观察到的农药使用模式很快引起了公共卫生小组怀疑，公共卫生小组怀疑这是印度广泛使用的农药硫丹的群体中毒事件。在患者父母或患者的同意下，收集了8位住院患者的血液样本，还收集了一些食品样本进行分析。

莱杜（laddu，一种由小麦面粉制成的甜品）样品中含有大量硫丹（亚硫酸酯，676μg/g），并且患者血清中有痕量的硫丹硫酸盐（3.98～25.68ng/g），这证实了硫丹中毒的诊断。所有受影响的人都来自6个家庭之一的成员，都是农场工人，并从共同的来源获得粮食。由于无知和极度贫困，这些人经常在厨房使用空的杀虫剂容器。

要点：

● 空农药容器经常被发展中国家的文盲和贫穷工人重复使用。为防止意外中毒，农药行业和决策者必须严格执行这些产品正确使用的规定[b]。

● 卫生设施通常缺乏诊断化学源性疾病所需的分析设施，这可能会导致危及生命的治疗延误。尽管支持性治疗往往是医疗治疗中最重要的部分，但卫生专业人员必须接受有关如何识别这些疾病的适当培训。

● 应记录和调查本地社区或住院患者的任何类型疾病的异常升高。

[a] Dewan A. et al. Repeated episodes of endosulfan poisoning. Journal of Toxicology, Clinical Toxicology, 2004, 42: 363-369.

[b] WHO/FAO Guidelines on management options for empty pesticide containers. World Health Organization/Food and Agriculture Organization of the United Nations, 2008 (http://www.fao.org/ag/AGP/AGPP/Pesticid/Code/Download/Containers08.pdf).

4.3 警报通道

一旦发生4.1节中描述的化学事件，必须尽快适度调动当地和地区的公共卫生、环境和事件管理人员和装备。这一点特别重要，因为在许多情况下，最初对事件作出响应的人员（如当地警察或其他紧急服务机构）可能没有经过充分的培训或专业的装备，无法识别或处理与事件相关的潜在风险。

在5.4节将介绍化学事件管理组织的其他成员以及公共卫生警告过程的其他组成部分。

框6　什么时候应该启动化学事件警报？

....

下列情况下应该启动化学事件警报：

● 化学泄漏责任人提供了化学泄漏通知。

● 公众提供了关于化学泄漏的可见证据（爆炸、环境变化）。

● 监控和监测系统显示了警告信号，例如发生前哨健康事件或环境中污染物水平突然增加。

案例研究12　由止咳糖浆中的二甘醇引起的群体中毒
　　　　　　——巴拿马

....

在2006年9月初，巴拿马城大型公立医院的工作人员注意到数量惊人的病人表现出同样的不寻常的症状。起初，这些患者被诊断为患有一种相对罕见的神经系统疾病，格林－巴雷综合征。然而，新症状的出现和病例数量的增加很快说明这种假设不太可能。医院的医生们向传染病专家寻求帮助。

调查小组很快得出结论，巴拿马城的医院正面临着一种未知疾病的暴发。它的死亡率接近50%。作为预防措施，受影响的病人被隔离在一个大房间，并要求医护人员戴口罩。随着当地医疗服务机构爆满，全国其他地区也报告了类似的病例。

几天后，调查小组的注意力被一种咳嗽糖浆吸引住了。起初一些患者没有报告这种糖浆的使用，因为这是他们生活中的常见产品。在巴拿马帮忙的美国疾病控制中心调查员，将糖浆带回美国分析。结果是明确的：止咳糖浆中含有二甘醇，它是一种常用的剧毒化学品，常作为工业溶剂和防冻剂中的一种成分。它的甜味使它成为一种廉价的甘油仿冒品，是一种常用于药品、食品、牙膏等产品的化学物质。纽约时报随后进行的一项调查[a]显示，假冒甘油是被一家公司按99.5%的纯甘油出售，然后被不知情地用来制备26万瓶咳嗽药。

一场阻止人们使用止咳糖浆的行动在全国范围迅速展开。邻里被搜查，但数以千计的瓶子已经被丢弃或者找不到了。食用咳嗽糖浆导致的死亡的确切人数尚不清楚，但到目前为止，已经证实至少有100人死亡。

要点：

● 化学事件通常是导致疾病暴发的原因，伴有异常临床表现。前哨事件出现后应该通知负责化学事件管理的机构，并启动警报。

● 国际合作有助于更快地确定疫情暴发的源头。

● 药品在分发前应进行严格的检查。

[a] From China to Panama, a trail of poisoned medicine. New York Times, 6 May 2007.

5 响应

发生任何化学事件后，必须采取一些必要步骤，以有效响应事件。第4章已经介绍了初始警报的步骤，本章将介绍响应步骤。化学事件应采取的主要措施包括以下几点：

① 终止泄漏、防止污染扩散并限制暴露。

② 启动事件管理系统，包括公共卫生响应。

③ 提供初步评估及建议，并警报卫生服务机构。

④ 确保公共卫生响应的协调和整合。

⑤ 为立即的和长期的行动进行最佳后果的评估。

⑥ 向响应者、公众和媒体发布信息和建议。

⑦ 登记所有暴露的个人并收集样品以消除暴露。

⑧ 开展调查。

5.1 终止泄漏、防止污染扩散和限制暴露

公共卫生在终止泄漏中的作用可能因场景而异。例如，在化工厂发生事件的情况下，实际终止泄漏通常来自熟悉有毒产品相关事件响应的公司

人员和应急服务部门（例如消防队的危险品专家）的共同努力。这通常需要专门的装备和个人防护装备（PPE）。然而，就伤病暴发而言，公共卫生机构通常在侦检事件、确定污染的性质和来源，以及终止暴露（例如通过从市场撤回产品）方面发挥关键作用。

公共卫生可以通过快速评估可能的替代行动方案（例如扑灭火灾还是任其燃尽），来确定事件的优先级别。这些决定也会影响危险化学品的传播。

公共卫生在预防传播中的作用包括快速评估事件控制方案，以及在洗消、分区和个人防护方面的贡献。这些将在下文简要描述。

公共卫生的一个主要作用是，评估在立即的和长期的响应中，经所有可能暴露途径，可能产生的短期和长期暴露以及相关的健康风险。通常，应急响应的重点可能仅限于一种接触媒介（如泄漏挥发性物质的空气），但是二次接触途径也可能对健康后果（例如通过污染农作物）产生重大影响。

网络链接5 清单

有关应对急性危害的核对清单和其他信息，请访问英国健康保护局化学事件管理核对清单：

http://www.hpa.org.uk/chemicals/checklists.htm

美国疾病预防控制中心公共卫生应急响应指南：

http://www.bt.cdc.gov/planning/pdf/cdcresponseguide.pdf

（1）洗消

洗消指的是将有害物质从受害者、响应人员及其PPE，以及化学事件现场的设备和车辆上移除。其目的是防止有害物质从污染区转移到清洁区，保护公众和下游响应人员免受二次污染的危害，并通过减少PPE的化学压力而保护响应人员。即使没有对化学品的确切了解，洗消也可以在一定程度上起到作用，而且污染人员在进入卫生服务设施之前可能需要重复去污。

公共卫生在决定是否需要洗消、哪些个人和装备需要洗消、如何进行洗消等方面发挥着重要作用。

（2）化学事件控制区

在许多国家，事件发生地域分为图8中所示的三个区域，建立出入口控制点，并划定污染消减通道。

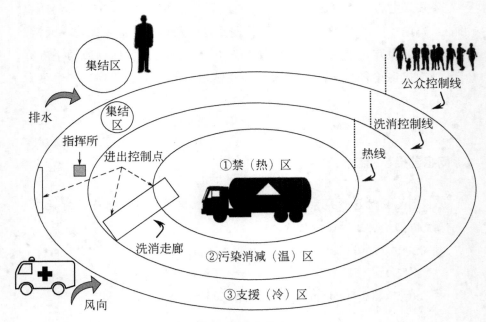

图8　化学事件分区

资料来源改编自毒物和疾病登记署

（Agency for Toxic Substances and Disease Registry，ATSDR）2001

① 禁（热）区：应延伸足够远，以防止该区域外的人员和材料的初次污染。当个人进入这个区域时会发生初次污染。在该区域内除了疏散之外通常不进行病人洗消或救护。

② 污染消减（温）区：是热区周围的区域，包含受害者、应急响应人员和装备洗消的洗消通道。该区域存在热区的物体/人员带来的二次污染的风险。

③ 支援（冷）区：应该是清洁的，这意味着它不会受到有害物质的污染，包括废弃的防护服和呼吸装备。受污染的受害者和响应人员在进入该区域之前必须进行洗消。

指挥所和必要支援装备的集结区（请参阅第3.4节）应位于禁区上坡和上风的支援区内。进入不同的区域应该受到严格的控制，并限制人员至尽可能少。工作区域之间的沟通应尽可能面对面，特别是在因涉及危险而限制使用无线电或其他电子设备时（例如扩音器）。

（3）限制暴露

对化学事件的公众保护遵循公共卫生预防的一般规则。在本节中，重点将放在初级预防措施上。最有效的初级预防是通过避免或限制摄入污染的食物、水、空气或其他接触媒介而防止暴露。对于应急响应者而言，个人防护装备是一种可行的选择，但对于公众而言，它的使用比较复杂。另一种限制暴露的方法是对污染的个人进行洗消。如果人群已经处于急性空气媒介的泄漏风险中，根据暴露的实际情况，可以有两种主要选择：原地避难或者疏散/搬迁。如果所有的预防措施都失败了，那么医疗是最后的手段。下面简要概括一些可能的措施。

（4）个人防护装备（personal protective equipment，PPE）❶

PPE是减少暴露的有效方法，包括化学防护服、手套和呼吸道防护。根据预期的暴露水平和途径，需要不同的PPE。对于在泄漏源头工作的响应者，可能需要如隔绝服装和全呼吸保护的个人防护装备（A级），而对于其他人，防溅服和空气净化装置一般就足够了。最具保护性的个人防护

---

❶ Managing hazardous materials incidents. Agency for Toxic Substances and Disease Registry, 2001 (http://www.atsdr.cdc.gov/MHMI/index.html).

装备会给佩戴者带来相当大的压力（温度、密闭、视力受影响和沟通障碍），并严重限制动作的灵活性。使用个人防护装备有双重目标：防止佩戴者接触化学品，并防止佩戴者受到个人防护装备本身的伤害。使用个人防护装备需要对佩戴者进行培训和练习，并且杜绝未经培训的个人使用某些个人防护装备。

（5）就地避难所（shelter in-place，SIP）

对于公众来说，最理想的保护措施是就地避难（即在室内停留、关闭所有的门窗、关闭任何通风或空调系统），直到化学品（通常在云中）通过，即所谓的"进入避难所、停留和收听信息"。由于建筑物的气密性，这一避难程序通常可以显著降低工业化国家住宅建筑物室内的化学品浓度（与室外相比），并维持数小时，这种防护对许多事件是足够的，但它提供的保护级别取决于室外化学品浓度。正如博帕尔异氰酸甲酯气体泄漏事件中所证明的，世界上许多欠发达地区的住宅所提供的保护可能会比较低（如果有的话）。还应该指出的是，这种做法并不总是可行，特别是在热带国家，因为热带地区的住房通常是开放的。

在事件中就地避难可能会有风险。例如，如果化学品没有像预期的那样迅速扩散，公众就会处于危险之中。这样房屋中的人们就可能需要疏散（当化学品羽流仍然存在，会产生更大的危险），或者提供额外的支持（例如食物、水和卫生保健），而这在现实中几乎是不可能的。

如果要求人们就地避难，那么，应该很清楚地通知何时人们可以安全地离开，何时避难所可以通风。

（6）疏散/搬迁

疏散意味着将人员从（可能）污染的区域移至安全区域（或相对安全）。疏散往往涉及复杂的后勤工作，包括提供交通工具、避难场所、食物、水和适当的医疗护理（针对已有的健康情况以及化学暴露的健康效应）。还应考虑被疏散地区的安保。如果有预案，这些后勤问题和实施疏散所需的时间应该作为紧急疏散预案的一部分。

如果有高度暴露危险，并选择疏散作为最大限度减少健康效应的最佳方法，那么它必须尽可能快速和尽可能有序地进行。快速疏散会带来一些风险，这主要与大量人员的迁移有关。这些风险包括摔倒、交通事件、丢失孩子，以及对病人、老年人或其他残疾人的健康干扰。在一次典型的空气媒介暴露急性事件中，对于那些直接受害者，疏散一千多人通常是不可行的。

（7）疏散或就地避难的决定

假设疏散或就地避难两种方案都可行，那么选择就必须基于这两种方案的风险平衡。主要考虑的是暴露水平和暴露时间的风险；次要考虑的是与大量人员疏散有关的内在风险。

在以下情况下疏散是更好的选择：

● 该区域尚未暴露，但会在一定时间后暴露，比如由于预期风向的变化（处于暴露的时间长于疏散所需时间）。

● 可能的暴露持续时间也许会导致就地避难所提供的保护变得不足。

在下列情况下，疏散可能是更好的选择：

● 化学品分散广、污染广且持久。

● 化学品被怀疑是有害的，但不易被识别。

● 化学品危险性高。

● 空气中的浓度会长时间有害。

● 存在爆炸危险。

● 疏散人数相对较少。

（8）返回

疏散后批准返回的决定取决于环境监测数据或其他足以支持区域安全结论的数据，以及提供足够基本服务的能力。应该向决策者提供有关受影响地区安全和提供基本服务能力的证明文件，以确保他们在做出这样的决定之前得到充分的信息。

（9）其他限制

其他限制包括限制进入受污染的地区以及限制使用受污染的饮用水或食物供应等。例如，可能会限制人们穿越土壤受污染的区域，或使人们处于空气污染地的上风向，或使人们远离任何烟羽或弥散烟云。其他措施包括对受污染的农作物、牲畜用水、饮用水进行受控分配或限制使用。如果地下水受到污染，应进行监测和/或建模，以确保污染物未分散到以前的安全供水中。在饮用水或食品的使用受到限制的情况下，公共卫生官员应考虑提供替代用品。当环境污染未造成健康威胁，但水或食品物资受到污染时，供应未受污染的产品可能比疏散人员更可取。

5.2 激活公共卫生响应

5.2.1 激活响应

如第3章所述，如果有应急预案和通信系统，那么对化学事件的响应将是十分有效的。对于预案的制定，必要的人员、装备和其他资源的资助，一般会在国家层面提供大纲和总体要求。如果在国家层面是恰当或可行的，那么地区或当地机构通常应该制定一个事件发生后的详细激活计划，并确定相关的职责和协调工作。国家层面或化学事件管理牵头机构的意见应与当地的详细预案统一，以确保一致性，并认识到每个团体的方案可能产生的潜在结果。

5.2.2 为医疗服务提供咨询和警报

一旦被激活，医务人员就必须尽可能快地收集尽可能多的信息，以便对潜在的和实际的健康和环境危险作出初步评估。训练有素的公共卫生或环境卫生专业人员应该评估伤亡范围。必要时，警报和激活当地（地区或国家）的卫生服务设施。

激活医疗资源或其他应急响应者（如洗消团队）时，需要向这些机构提供有关的化学品性质、要采取的所有预防措施和二次污染相关的信息，以及在必要时如何洗消暴露的公众或工作人员及装备。如果伤亡人数对当地接收医院来说过多，将需要警报更远的其他医院并提供同样的信息。因此，制定地方性事件应急预案时，评估那些在事件过程中可能参与救治的医疗设施的能力，具有重要意义。同样，协调这些医疗设施作为制定预案过程的一部分也很重要，通过培训使他们意识到自身参与的可能性。

5.2.3　激活机构间通信

在准备阶段，应尽可能测试机构之间的有效协调，以确保事件发生时能迅速通知和动员合适的地方机构和国家机构。除了本地响应机构之外，需要被通知的还包括：

● **其他政府机构**：可能需要通知这些机构来提供相应的资源和能力以应对化学品泄漏。这些机构可能需要提供持续的政府响应，这有时是化学事件发生后所需要的。

● **国际组织**：根据《国际卫生条例》（2005）［IHR（2005），见第2.4节］的要求，可能构成国际关切的所有突发公共卫生事件都需要告知世界卫生组织（WHO）。为了通知和交流，IHR（2005）已定义了国家的IHR（2005）汇集点以及WHO内部的IHR联络点。

● **邻国和其他国家**：如果事件有可能影响交界国家和其他国家，这些国家需要尽快得到通知。作为第3章所讨论的准备预案的一部分，建立与邻国和其他可能受到影响的国家的通信线路，有助于信息通过国际线路迅速传播。

● **非政府机构**：根据化学事件的严重性，可能要求当地和国际非政府机构提供额外的协助，与非政府机构协调可能是在化学事件发生时资源最大化的有效途径。

● **涉事公司/源头**：通常，源头组织拥有关于小规模泄漏和（健康）管理经验的关键信息。

5.3 进行初步评估并告知利益相关者

在事件发生后进行适当的风险评估，有助于确定个人或群体是否可能暴露，以及短期和长期暴露可能对健康产生的影响。这项评估可以针对突发事件现场附近的人群并由应急服务机构完成，也可以针对离现场更远的人群由公众卫生队伍完成。

一般来说，化学泄漏后暴露的人员类型不同，其暴露水平会显著不同。事件发生时暴露的人群主要有3类，在制定响应预案时应考虑它们的差异：

① 工人和其他现场个人（例如合同工和卡车司机）。现场人员通常通过一个以上的途径暴露，如吸入蒸气及皮肤因化学品泼溅和清理而接触。

② 应急服务者。应急人员的暴露多取决于他们的职业。例如，消防人员可能通过湿透的衣服暴露；救护人员通过二次污染暴露；医务人员通过不完全或不适当的伤员洗消而暴露。暴露将取决于每个人使用的PPE类型。

③ 公众。公众可能通过空气、水、土壤和食物发生暴露（见图7和第3.3节）。为了提供防护建议，需要一些信息，如哪种化学物质会对健康造成不利影响，以及特定情况下会对健康造成怎样的影响等。这与最佳后果评估（见第5.5节）所需要的信息类似，包括事件源和化学泄漏类型、可能的暴露途径，以及数据库中的关于化合物健康效应的类型、发生频率和严重程度，以及得以观察到效应的暴露水平等信息。

快速风险评估的可能信息来源如下（风险评估过程已在第1.3.1节介绍）：

（1）预测模型

预测模型可用来识别潜在受影响的人群和估计疏散的要求。ALOHA

（areal locations of hazardous atmospheres，有害大气的区域定位）是最常用的事故泄漏模型之一，并在世界范围内用于响应、预案、训练和学术用途。ALOHA 主要是在危险化学品紧急情况下使用，因此设计成易于使用。ALOHA 可以预测从破裂的气体管道、泄漏的罐体和蒸发的水坑等泄漏的化学物质，并且可以模拟密度近似于和高于空气密度（例如氯）的物质的分散度。其他可用于比空气重的气体的模型包括US EPA DEGADIS 模型、SLAB 模型和AUSTOX 模型。如果气体比空气轻（例如氨），可以使用一般的扩散模型。

网络链接6　模型

....

更多关于预测和通用模型的信息可以通过访问美国EPA的网站获得：

http://www.epa.gov/scram001/dispersion_alt.htm

http://www.epa.gov/emergencies/content/cameo/index.htm

气象服务和支撑研究联邦协调员办公室（OFCM）的大气传输和扩散后果评估模型目录提供了更广泛的清单：

http://www.ofcm.gov/atd_dir/pdf/frontpage.htm

（2）暴露监测

除了模型评估外，如果可能的话，还应采集实际样品。可能的策略是对接触的媒介（空气、粉尘或水）或生物物质（如血液、尿液或头发）取样。应尽可能使用在准备阶段所起草和演练的采样准则。公共卫生机构可以指导采样工作并优化其在风险评估中的有效性（而不是污染源的鉴定）。

（3）暴露指南

许多预测模型会将《急性暴露指导水平》（acute exposure guideline

levels，AEGL）、《应急响应预案指南》（emergency response planning guidelines，ERPG）、《慢性暴露指南》或其他暴露指南考虑进去。

AEGL是由美国EPA国家咨询委员会制定的急性暴露指南。其最终值由美国科学院毒理学委员会公布。AEGL建立了5种不同的暴露时间：10min、30min、1h、4h、8h。针对每个暴露时间，根据预期健康效应的严重程度，有三个AEGL。指南的技术支持文件描述了泄漏物的化学结构、化学性质、动物毒理学数据、人类经验、已有的暴露指南、选择值背后的原理和参考文献列表。AEGL的主要目的是为涉及普通公众（包括老年人和儿童）暴露的、罕见的、典型突发的化学暴露情况提供指导。因此，这些暴露指南没有反映频繁暴露可能造成的影响。

网络链接7　暴露指南

更多关于AEGL的信息，访问
http://www.epa.gov/opptintr/aegl/pubs/chemlist.htm

ERPG是由美国工业卫生协会（AIHA）开发的，它使人们可以合理地预测对健康造成影响的空气中的有害物质浓度。与AEGL相似，ERPG是基于健康效应严重性的三重系统（图9）❶。

在任何情况下，公共卫生和环境专业人员都应该首先确定是否有适用于现况的可实施的合法标准。其他组织也可以提供更适合现况的推荐暴露水平。如果确定现况与AEGL或ERPG所设定的条件一致，那么应首先查阅技术支持文件（technical support documents，TSD），并决定现况与

---

❶ AIHA 2008. Emergency response planning guidelines and workplace environmental exposure levels handbook. Fairfax, VA, American Industrial Hygiene Association, 2008 (www.aiha.org)。图片使用获得美国工业卫生协会许可（2009）。

AEGL 或 ERPG 的相关性。AEGL 和 ERPG 技术支持文件是为推导的数值提供校正。最好是能提供这些文件的行动应用的一个摘要。

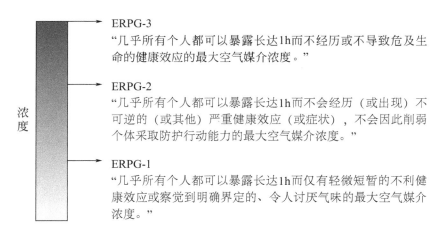

浓度

ERPG-3
"几乎所有个人都可以暴露长达1h而不经历或不导致危及生命的健康效应的最大空气媒介浓度。"

ERPG-2
"几乎所有个人都可以暴露长达1h而不会经历（或出现）不可逆的（或其他）严重健康效应（或症状），不会因此削弱个体采取防护行动能力的最大空气媒介浓度。"

ERPG-1
"几乎所有个人都可以暴露长达1h而仅有轻微短暂的不利健康效应或察觉到明确界定的、令人讨厌气味的最大空气媒介浓度。"

图9 ERPG公众暴露指南的三个分层

（4）验证

在所有情况下都应验证预测模型的结果。用于验证的信息可能来自医院（运送来的自行前来的病人的入院数据）、专用热线（例如环境）收到的投诉登记主诉、场内和场外应急人员的观察和暴露监测等。如果信息的时间和地点也被采集了，那么这些信息将特别有用。化学泄漏和泄漏量的初始评估经常被证明是错误的，而暴露人员的主诉似乎也不符合所谓的暴露。任何此类验证策略都需要准备好信息收集和报告机制。

5.4 确保公共卫生响应的协调和整合

确保对事件响应的一致性也很重要。由于有许多人和机构来参与公共卫生评估，因此通过一个专门负责协调的人来传达建议是非常重要的。事件指挥系统（ICS）作为一个组织（或管理）工具❶，可以协调各机构对化学泄漏作出一致有效的响应，这在第3.4节中有详细描述。

根据事件的规模，负责管理化学事件的机构职能范围可以涵盖从主要的支持功能到对化学事件的现场（大部分是当地）响应。支持服务功能可能包括查明未知化学品的实验室设施、数据收集与知识的组织，如汇编天气数据的机构，这些数据可用于计算机模拟工作，并经常在省和/或国家一级管理。除了这些功能之外，单一组织（也经常在国家一级）最有可能提供物质资源或协助获得必要的材料。因此，重要的是，参与当地响应的机构应与当地的相应机构有效地沟通和协调，以使它们能够提供最适当的材料、数据和建议。

为使对重大化学事件的响应具有凝聚力，国家政府需要负责确定政府部门和专家，以协助协调与管理化学事件有关的活动（或者落实一个系统来这样做）。在一次重大的化学事件中，当地的机构可能很快就不堪重负。为了防止这种情况发生，国家政府应该对地方政府要求的任何援助保持警觉和响应。

框7　当发生事件时应通知谁？
....

化学事件警报后，各利益相关者之间的良好沟通是对事件有效和协调响应的关键。警报激活计划应明确谁有权警告和升级组织级别，并包括至少立即通知到：

● 当地化学事件管理团队。

● 医疗服务提供者和其他应急响应人员。

---

❶ Some information regarding the Incident Command System obtained from the United States Homeland Security Department, Federal Emergency Management Agency, Emergency Management Institute (http://training.fema.gov/EMIWeb/).

- 其他地方和国家政府机构，例如紧急响应组织。
- 如果该事件是《国际卫生条例》（2005）所界定的（潜在的）国际公共卫生问题，上报世界卫生组织。
- 如有必要，通知邻国。
- 如有必要，通知当地（或国际非政府）机构和事件源头。

5.5 即刻行动和长期行动的最佳后果评估

一旦发生化学泄漏，在事件的不同时间点可以采取许多行动。在事件发生后，一个重要职责是确定哪些行动能取得对公众健康和环境状况的最佳后果。这些行动可能包括做决定，例如是否要扑灭一场火或让它燃尽；是否在涉及溢油的海事事件中使用化学分散剂（及何种类型）；或者是把人们从一个地区疏散，还是建议就地避难。根据化学事件的类型，事件有可能迅速升级，因此需要迅速作出决定和行动。

最佳后果评估的有效性取决于来自事件现场的信息量和数据量，以及在需要作出决定之前可用的时间。在评估各种可能的行动时，应审查各种数据。可以从化学信息数据库中查询化学性质相关的数据，从危险场所数据库中查找特定场所的信息，另外社区风险评估中也可能已经讨论过该事件的潜在影响。这些数据库和风险评估在第3章中有描述。如果所有数据都无法获得，则应根据现有的数据对丢失的信息进行估计。除了从各种数据库获得的数据外，还可以利用当地环境取样、天气预报、环境模型和预测模型的结果来预测该地区化学品的可能分布（或暴露途径）。

在适当的时候，公共卫生管理人员可以对行动进行比较选择，做出决定，并部署响应者的行动。

5.6 向公众、媒体和响应人员传递信息和建议

正如前面第3.5节所述，在化学泄漏事件中最具挑战的任务之一可能是与公众清晰地沟通，特别是那些受事件影响的个人和那些担心残留暴露的人。在大多数地区，公众没有充分了解与事件有关的实际风险，因此不了解响应行动的目的或方法。因此，必须明确和有效地与普通民众进行沟通，包括那些直接受到事件影响的人。传播公共信息的目的是建议公众采取行动（如疏散）或促进其有效地降低风险行为。

在一次事件中，公众通常需要了解以下信息：

● 事件；

● 负责人；

● 为限制泄漏和/或停止暴露所采取的措施；

● 目前面临威胁的是谁（以及不是谁）；

● 暴露的健康效应是什么；

● 公众可以做什么来保护自己；

● 如果出现症状或担忧，如何获得进一步的信息或治疗，以及在何时、何地、如何提供这些服务；

● 提供信息更新的时间。

公共警告和指示必须准确、清晰，并通过多种沟通渠道发布。这通常是通过媒体完成的，但也可以通过公共广播系统进行。与地方政府相比，国家当局与公众沟通可能会增加这些信息的可信度，但地方政府能更加快速而准确地传达信息。无论来源是哪种，所有的公共信息都必须是一致的。第3.4节中所述的ICS的使用可能有助于确保沟通方案的协调性。

沟通技巧是非常重要的，最好指派一两个在公共和/或危机沟通方面训练有素的人。选择一名合适的发言人（接受过向公众传播信息的培训，拥有出色的沟通技巧和良好的信誉记录），这是确保信息一致和防止过度

响应的一种非常有效的方法。发言人应尽量避免过分向公众保证；应该承认不确定性和恐惧的存在；应该说明在哪里可以找到更多的信息；并且应该推荐人们可以采取的具体行动。发言人应该总是说真话，即使这意味着说"我不知道"。目前已经有了一些在准备风险沟通信息时使用的原则[❶]，如框8。

框8　STARC原则

简单（Simple）：人们希望听到他们理解的词语

及时（Timely）：人们想要尽快得到信息

准确（Accurate）：人们需要的是切中要点的信息

中肯（Relevant）：回答公众的问题应该实事求是

可信（Credible）：开放是诚信的关键

社区关切环境可能受到的污染以及他们自己的暴露情况，评估该关切也同样重要。这些关切可能表明需要进一步的研究或进行修复；也会指导对所调查结果的展示，以证明其关切已得到解决。

除了媒体和受影响人口需要信息外，行动人员也有信息需求。这可能包括在进入现场前对PPE的要求、洗消和医疗指导等的信息，以及对每一种可能的事件管理策略的快速评估结果的信息。

---

❶ Reynolds B. Crisis and emergency risk communication. Atlanta, GA, United States Centers for Disease Control and Prevention, 2002.

US DHHS. Communicating in a crisis: risk communication guidelines for public officials (www.riskcommunication.samhsa.gov/index.htm).

Health Canada. Crisis/emergency communications guidelines (http://www.phac-aspc.gc.ca/sars-sras/cecg-ctcu/hc-cecg.pdf).

The Peter Sandman Risk Communication Website. Crisis communication: guidelines for action (www.petersandman.com/handouts/AIHA-DVD.htm).

5.7 登记所有暴露的人，并收集样本以评估暴露情况

在化学物质泄漏后尽快对潜在受影响的个体进行登记是很重要的，而验证和暴露程度可能在之后确定。快速登记至关重要是因为：

● 人们对症状和行踪的记忆会随着时间而变得混乱（部分是由于记忆丧失，部分是由于事件的公开）。

● 有关谁是应急响应人员的记录可能会不完整，包括由消防、警察和急救部门管理的记录。

● 志愿者通常会在一些化学事件中提供帮助，他们可能比一般人群暴露更多，但之后可能会在没有登记的情况下远离现场。

可能受到影响的个人包括应急响应人员、化学暴露的受害者（有或无身体伤害）、旁观者、志愿者、受影响设施及邻近设施的员工、泄漏时在事件现场附近的路过人员，包括乘坐公共交通参加活动或参观景点的乘客和游客。很难有一份包括所有可能情况的详尽清单。

理想情况下，所有暴露个人的最初登记应包括：

● 个人详细信息（如姓名、年龄、性别、住址、病史）

● 个人受事件影响的方式（例如接触化学品、失去居家、工作或亲属）

● 暴露时间（日期和持续时间）

● 暴露途径（即空气、土壤或水）

● 症状，包括症状的时间进程

● 收集的样本（例如生物标志物）

● 指示的和已提供的治疗

暴露人员的登记册需要一套标准化的定义、个人的许可、保密的保证、更新机制，以及致力于投入时间和资源来建立这些登记。第6.2节将进一步讨论登记问题。

5.8　进行事中调查

化学事件期间做出的所有决定都是基于改善或保护处于化学品、爆炸或火灾暴露危险的人群健康而确定。因此，这些决定应尽可能以证据为基础，比如利用人体暴露、流行病学或动物毒理学研究的信息。以前事件的信息可能非常有用，当前事件的数据和信息对协助决策过程也是非常宝贵的。

案例研究13　设施的氯气泄漏
——美国巴吞鲁日（Baton Rouge）

在2003年7月20日凌晨，制冷的冷却剂处理设施的工作人员注意到氯气泄漏到了制冷的冷却剂系统中。在发现泄漏事件发生后的15min内，工人们被迫因氯气而疏散。20min后，工厂官员将事件等级提高到包括工厂周围的社区。在提高事件等级的半小时内，社区的地方当局建议工厂半英里范围内的居民就地避难。地方当局启动社区警笛和自动拨号系统，以通知居民这些建议。半英里半径以外的居民能听到社区警笛声，但没有收到自动拨号系统的信息。结果，这些居民弄不清威胁的程度和应采取的保证安全的预防措施。

因为自动关闭系统没有就位，工厂工人需要3.5h手动关闭氯气供应。总体而言，据当局估计，在事件中泄漏了6500kg氯气。由于长时间的泄漏，紧急救援人员和在建议区外的少数居民闻到了强烈的氯气味。

要点：

● 就地避难和疏散计划应该是化学事件预案的一部分。多种资源，如决策矩阵和决策树，可用于帮助做出适当的决策。

● 危害分析应审查所有装备、程序和可能的情景，包括非常规情况，如长时间泄漏。

● 对化学设施附近的居民应进行宣传活动，教育居民在化学泄漏事件中正确响应。这项教育应包括指导居民（包括受影响地区以外的人）了解在紧急情况下获取信息的方式。

● 考虑与公众进行沟通的所有方式，包括那些没有风险的人群。

进行调查以评估事件对健康或环境的影响，其主要目标是在事件整个过程中迅速提供建议，主要是关于防护和治疗的建议。第二个目标是组织流行病学调查，以便为公共卫生和毒理学信息数据库做出贡献。这些信息也可用于实施长期治疗或修复计划。

为了提供防护建议，需要那些在最佳后果评估期间获得的信息（第5.5节），如事件来源、化学品类型、可能的暴露途径，以及数据库中关于造成健康效应的类型、发生频率和严重程度的信息。为了提供有关治疗的建议，所有化学暴露者或造成急性健康效应的人都需要进行流行病学调查并加以随访。流行病学调查也可用于确定事件响应的有效性以及所给予受害者治疗的有效性。有关这些调查的更多信息将在第6.2.5节中给出。

在应急的初始阶段，控制化学事件的需求与仔细记录暴露和影响的需求之间常常有冲突。因此，应该与应急服务人员商定程序，最好是在事件发生前的预案阶段，商定尽快启动流行病学调查和细化参与的机构，尤其是在事件急性期。例如，如果体内可测得的化学物质水平下降快速，那么在事件发生后的数天内采集的标本就不能准确反映个体的暴露情况。理想情况下，这些程序应该在化学事件预案中进行概述，就像赫特福德郡油库爆炸的案例一样。

如果可能，应该监测暴露的个体。在紧急情况下，现场工作人员可以提供良好的监测可及性，但他们在正常工作日期间可能已经接触过化学品。只要监测装备不干扰现场工作人员的操作，应急响应人员也可以提供良好的监测可及性。最后，由于受影响的人数可能很多，而且难以定位，所以对公众监测的可及性可能会很差。这就要求建立一个实验室网络，即一个中心实验室或一些专门的实验室，具有通过分析生物和环境样品评估可能涉及某事件的各种化合物的暴露情况的专长。这些实验室应该有完整的分析和采样方案，并且应该定期参加演习，包括使用含有可能发生化学事件的化学物质样品的演习。

案例研究14   油库爆炸起火——英国赫特福德郡

2005年12月11日（星期日）06:00左右，邦斯菲尔德石油库发生数起爆炸事件，这是位于英国赫特福德郡（Hertfordshire）的一个大型油罐区。最初的爆炸中至少有一次是大规模爆炸，造成大火，燃烧数日，摧毁了大部分场所并散发出大量羽流分散在英格兰南部及以外地区。

邦斯菲尔德油库的爆炸可能是由于其中一个储罐过满而产生的蒸气云的引燃。燃料容量失控可能是由于油罐仪表系统故障[a]。然而，爆炸如此剧烈的原因依然存在不确定性。

邦斯菲尔德的伤亡数量和严重程度对于这类事件来说是十分低的。只有43人受伤[b]，无人重伤，没有死亡。该地区商业的和住宅的财产都受到严重破坏。大约2000人因房屋和工作场所受损而被疏散，而该地区的其他居民被告知就地避难。

总体而言，紧急救援的响应令人印象深刻。在火灾的高峰期，12月12日（星期一）的中午，有20辆支援车、26辆赫特福德郡消防队消防车和180名消防队员在现场。按照化学应急预案的指示，应急服务提供者与环境局等其他应急人员密切合作，领导了对事件的最初响应。后者就如何在灭火行动期间尽量减少附近水域的污染提供了建议。在事件的早期阶段，健康保护局随时准备提供建议并为风险评估作出贡献。同时，环境局和健康保护局都得到紧急救援人员的支持，帮助其在事件发生的早期获取信息。火势熄灭，该场所就被移交给调查组。

邦斯菲尔德事件突显了在响应化学事件时必须制定协调良好的应急预案，以及向应急响应者和公众提供建议的重要性。

事件还提出了危险场所在商业和居民区附近的位置问题。在该地区的土地利用规划过程中，从储罐中形成巨大的燃油蒸气云没有被作为一个足够可信的情景而列入考虑范围。事件表明，在制定预案阶段，应该更多地关注处于重大有害危险之中的总人口。

要点：

● 良好的准备预案应该包括各种利益相关者之间在事件初始响应及之后的沟通渠道。

● 预案应确定紧急情况下利益相关方的作用。

● 危险场所不应位于商业和居民区附近。

[a] Buncefield Major Incident Investigation Board. Initial report to the Health and Safety Commission and the Environment Agency of the investigation into the explosions and fires at the Buncefield oilstorage and transfer depot, Hemel Hempstead, on 11 December 2005. Published on 13 July 2006.

[b] The Buncefield Investigation. Progress report. 21 February 2006.

6

恢复

在泄漏事件发生和急性医学治疗完成后数年，化学事件仍可能会继续影响到社区和个人。从严重事件中完全恢复在理论上或在实践中都不太可能。因此，本出版物的恢复是指一系列综合的活动，包括后续行动、事后照顾、恢复和康复。从行动的角度并没有确切定义恢复期。为了实用的目的，初始事件的事件管理指挥部和控制机构（ICS）缩减之后就设定为恢复期的开始。

由于灾难会产生不同类型的压力，如对生命的威胁、与受伤和死亡的抗争、丧失亲人（丧失家人和朋友）、重大财产损失（如房屋）以及具有持久影响的社会和社区破坏。灾害的影响通常比发生的急性健康问题广泛得多。

化学事件，更像个人的创伤生活事件，会导致身体和心理疾病以及医学无法解释的身体症状（medically unexplained physical symptoms，MUPS）❶。身体伤害及相关的健康终点和主诉可以以多种形式出现，其性质与暴露的性质密切相关。受到事件影响时，最常见的长期反应是焦虑性

---

❶ Health Council of the Netherlands. The medium and long-term health impact of disasters. The Hague, Gezondheidsraad, 2007. Report 2006/18E (http://www.gr.nl/pdf.php?ID=1487&p=1).

障碍、抑郁、持续回忆（persistent recollection）、药物滥用和MUPS。心理症状或MUPS的本质与事件的性质或原因之间没有明确的联系。受害者遇到的问题过去常被视为一种生活事实，但现在他们更多地被解释为与医学和心理有关。

身体伤害的恢复可能需要数年时间。爆炸、火灾和一些急性化学物质暴露可能导致永久性损伤（案例研究17 印度博帕尔——20年后）。此外，化学事件可能会导致长期的土壤和水污染，从而通过很多接触媒介和途径造成长期暴露。

心理和MUPS的病因是由多种因素决定的。决定因素可分为为易感性因素（predisposing，个人对情绪失衡的敏感性的变异）、促成性因素（precipitating，导致易感人群出现健康主诉的外部环境）和持续性因素（perpetuating，导致主诉持续存在并阻碍恢复的因素）。大多数受害者即使没有得到专业帮助时，也能够在18个月内恢复他们的情感平衡，但是有一些人则会经历更长期的健康问题。

从预防性卫生保健的角度来看，组织良好且充分的事件管理也很重要，因为它能限制伤亡人数，并有助于为幸存者提供安全保障。紧随灾难后的心理社会服务的重点应该是促进自然恢复和自我满足。及时和充分的信息是帮助受害者重新获得自我控制的关键因素。对于最重要的长期心理后遗症，如抑郁、焦虑和创伤后应激障碍，目前已有有效的治疗方法，提供这些治疗应该作为恢复活动的一部分。

化学泄漏事件或亚事件后，必须完成几项重要任务。这些任务主要是评估事件对公众和环境的影响，以便进行适当的照顾、修复和保护行动。还有一点也同样重要，即评估导致化学物质泄漏的事件以及评估公共卫生响应，以防止该事件的再次发生，并改善总体响应。

在恢复阶段需要开展许多活动，其中在以下四个方面公共卫生可以发挥重要作用：

① 组织卫生保健来治疗受害者，帮助他们恢复对生活的控制，包括获得信息与援助的中心途径；

② 风险和健康后果评估，包括暴露评估、环境评估和人体健康评估；

③ 实施修复和恢复行动；

④ 评价，包括分析根本原因、响应和经验教训。

6.1 受害者支持

根据定义，化学事件的特征是混乱和破坏。恢复秩序和安全，以及排除任何深层的不确定因素，将会有助于在中期和长期内限制心理方面和医学无法解释的不良效应。这方面的主要风险因素是事件影响程度和对人们日常生活的侵入程度。死亡人数越多，患精神病理症状的幸存者人数就越多。因此，迅速获得适当的援助和充分的信息必须作为预防灾后卫生问题的一项重要预防措施。所以，必须尽快组织并采取行动，将幸存者送到安全的地方，救治伤员，并提供住房、食品和服装等社会心理"急救"。

建立一个公众可以接触的单一联系点（信息与建议中心，IAC）❶，使公众带着最近事件相关的问题和疑问前来，这对减轻事件的长期健康后果极其有帮助。另外受害者及其家庭和朋友也会强烈需要了解事件的信息、接下来应该期待什么，以及他们自己能做什么。IAC可以直接承担对受害者的援助责任，而无须承担其他机构的任何现实任务和责任。IAC必须了解受害者的现状，从而启动相应的援助服务，通知相关机构并提出建议。IAC还必须同受该事件影响的所有人保持联系。除了提供一般性的信息和建议等职责外，IAC还可以代表受害人及其亲属进行中介服务，其中一方是有疑问、问题和健康诉求的人群，另一方是提供各种支持、咨询和医疗服务的机构。其最基本的特征是，人们能够带着任何和全部问题与IAC接触，而不必自己确认哪个组织能够提供援助。IAC作为一种"转介服务（referral service）"，它知道（或能发现）哪个组织可以解决哪个问题。

---

❶ Health Council of the Netherlands. The medium and long-term health impact of disasters. The Hague, Gezondheidsraad, 2007. Report 2006/18E (http://www.gr.nl/pdf.php?ID=1487&p=1).

在灾难发生后，IAC将主要关注提供有关诸如住房、食品和服装等实际问题的信息和建议。紧急问题一旦得到解决，其注意力将转移到恢复正常的日常生活、医疗和心理社会保健、赔偿要求、过渡安排和重新安置等事宜上。

6.2 风险与健康后果评估

对受害者进行充分的保障需要及时准确地了解受害者的信息，这可能需要特定的风险与健康后果评估研究来产生数据。当需要事件（公共）卫生管理的相关（管理）信息时，这些研究就会特别有价值。一般而言，对受影响人口的后续研究目标是：

① 产生为优化个人卫生保健所需的信息：

● 确定所需的额外卫生保健资源或卫生保健需求变化的管理信息。

② 产生完善公共卫生服务的信息：

● 健康后果的数量、性质和进程以及病人的需要；

● 确定存在特殊风险的群体；

● 当前和未来任何类型的卫生保健需求（包括心理支持）；

● 受影响人口的其他需要，例如信息或住宿；

● 可能的健康后果的预后。

③ 贡献于化学事件健康后果的科学知识：

● 对健康后果的病因学研究，了解疾病机制；

● 评估应急响应、预防措施和医疗的有效性。

④ 贡献社会干预以表明对受害者所遇问题的重视，以及建立一个（或加强）积极有爱心的政府声誉。

重要的是要认识到，启动一项研究会在受影响的社区中产生期待。对于任何研究，其目的都决定了研究的设计和可能的结果应用，所以最好能很清楚地说明研究目标和持续时间，什么结论能（或不能）从研究中推断出来。例如，一项旨在确定易感人群的研究可能无法在个人层面产生与健康相关的数据。如果受害者期待这样的数据，研究将无法达到他们的目标。如果完成得好，这些评估不仅有助于公共卫生当局提供保护和治疗建议，而且还能满足受害者的信息需要，并有助于在国家和国际层面为公共卫生和毒理信息数据库作出贡献。

为了提供长期防护和治疗的建议，需要提供有关事件的信息，包括化学品的来源和类型，以及可能的暴露途径。如第5章讨论的，这些信息的收集应在事件期间开始。公共卫生和环境专家也需要从数据库中了解化学品对健康效应的类型、频率和严重程度，最好是在不同的暴露水平下。环境污染物暴露的评估和考虑需要关联到人口的健康效应和疾病风险，以便提供持续时间尽可能长的随访。在某些情况下，例如当所泄漏化学物质的现有的毒理性质知识不足以支持风险评估时，就有必要直接研究暴露人群的健康后果。

这些数据的收集将有助于：

- 确定需要进一步随访和治疗的人群或个人；
- 为预案和资源分配提供估计值；
- 确定何时（或是否）在某些区域暴露的风险低于防护行动的阈值；
- 发现持续存在的问题；
- 评估减灾措施的成果；
- 支持环境和社区修复工作；
- 提供诉讼和赔偿信息；
- 增加对事件影响的理解；
- 为长期随访研究提供基线数据；
- 为未来类似事件建立背景参考资料；
- 添加到毒理数据库。

6.2.1 登记

在事件发生后，有必要从受影响的人群中获取其涉及的事件有关信息，包括暴露和任何因暴露造成的健康效应。这些信息可能会有用，例如，用来确定那些不知情的暴露个体，或者帮助确定最有效的治疗措施。这个过程的第一步是准确地记录所有受事件影响的个人。

人们在很多方面都会受到泄漏事件的影响：化学暴露；失去他们的家、工作和/或亲人；身体伤害等。所有这些因素共同决定了受害者可能的健康后果及其性质与严重程度。当受害者已吸入、食入或皮肤已接触化学品时，他们就被定义为化学暴露。登记的目的是查明所有暴露的、潜在暴露的或其他受影响的个人，因为他们有潜在的急性或慢性健康效应的风险（见第5.7节）。

6.2.2 人群暴露评估

人口健康评估的第一步是通过确定谁受到暴露以及暴露程度，来确定暴露指数。这一步骤通常涉及以下一项或多项：调查问卷、生物测量和环境测量。确定暴露的最高级别的方法是实际测量潜在暴露人群的化学物质或其代谢产物。然而，鉴于化学物质的毒代动力学（即吸收、代谢、分布和排泄）、暴露后经历的时间以及生物样品的可用性，这种方法也许不可用。比前述水平较低一点的确定性指标是在适当的环境样本中测量化学物质。在理想情况下，这是通过测量污染物（环境中的污染物；所有进入暴露个体的污染物，包括在途径中的和身体内的）水平随时间的变化。这些测量将有助于设计修复方案。这两种方法都需要精心编制一份问卷。

（1）样品的收集——生物标志物（biomarker，BM）及其效应

在某些情况下，一种未知的化学污染的性质可以通过健康效应推断出来。在某些情况下，临床体征和症状可以高度准确地指向特定化学品或化学种类的暴露。化学暴露最常见的症状和体征是恶心、呕吐、头痛、皮肤或眼睛不适、呼吸系统症状和中枢神经系统症状。这些都是非特异性的体征和症状，可能反映了多种不同化学品暴露，或者与化学暴露无关的其他疾病。在某些情况下，特定的疾病与特定的急性化学接触有关，但可能需

要数周到数月的时间来发展。在塞维索案例研究（第6章）中描述了这种情况，急性二噁英暴露导致了数月后的氯痤疮。某些有机磷酸酯也可能在暴露后数周引起多发神经病❶。在其他情况下，未知化学物质污染的性质可以通过生物测量来确认。但是，这种情况只适合在适当的时间并由专业毒理学实验室进行了正确取样的情况。

正如印度的硫丹群体中毒事件（第4章）所显示的，暴露和暴露效应的生物测量可以成为评估化学暴露的重要工具。遗憾的是，全世界经常使用的数千种化学物质中，没有血液或尿液测试可以证实个体暴露于其中。事实上，在商业使用或自然存在的危险化学品系列中，只有相当少的敏感生物标志物和特异生物标志物。暴露生物标志物和效应生物标志物的测试要根据被测试的化学品或化学种类，需要适当的装备并采用特定的样品采集和处理技术；并且，许多分析只能在专门的毒理学实验室进行，这一点在取样前应该进行沟通。经训人员、试剂的可用性和质量保证是实验室检测可靠的关键。在理想情况下，公共卫生官员会投资发展资质实验室，以确保其在需要时能有好的效果。

（2）暴露生物标志物（暴露BM）

暴露生物标志物是在暴露人群的一种（或多种）体液或组织中发现的可测量水平的化学品原形或其代谢物。对于一些污染物的人体负荷，已有一些敏感的、可重复的分析方法，但通常必须在暴露后很短的特定时间内进行。对于化学事件中最常见的化学物质（如氯气、光气、石棉和微粒），生物标志物相对较少。此外，使用暴露生物标志物可能无法提供一个能将暴露与化学事件联系起来的、明确的结论，特别是在自然环境中可能存在的低浓度化学物质。因此，收集与业余爱好、第二职业、水源有关的信息，以及其他任何潜在的暴露源的信息也很重要。

在大多数国家，一定程度上暴露于各种污染物是很普遍的。一些国家

---

❶ Lotti M, Moretto A. Organophosphate-induced delayed polyneuropathy. Toxicological Reviews, 2005, 24: 37-49.

会进行以人口为基础的抽样，以测量一些污染物的基线生物水平。一些数据库能为研究提供一个污染物水平参考，比如美国疾病控制预防中心、美国国家卫生统计中心维护的《美国国家健康与营养调查》（National Health and Nutrition Examination Surveys，NHANES）数据库❶。NHANES数据库目前涵盖了针对148种化学物质的生物标志物数据，包括铅和镉等重金属、多环芳烃、多氯联苯、二噁英和许多杀虫剂等。

初步的暴露调查应该测试那些极有可能高水平暴露或者最容易受暴露伤害的人口亚群的样本。如果这一组的样本没有显示可测量的水平，那么对其他群体的进一步调查不可能是有用的，也不需要更全面的环境监测方案。

（3）效应生物标志物（效应BM）

对于许多污染物和事件情况，研究暴露生物标志物是不可能的。因为在某些情况下，有些化学物质在体内的半衰期很短，加上暴露后又过去了很长时间。有时，暴露生物标志物因没有适当的实验室检测而不能应用。此外，在有些情况下，化学物质可能不会进入人体，只有局部作用（如皮肤疹或呼吸道刺激）。

在这种情况下，可以使用已知的生理测量方法来测量暴露的中间健康效应，如酶的抑制。在常规卫生保健中经常应用这样的测量（效应生物标志物）来诊断各种状况，其中大部分与环境污染物有关。这些检测出的变化（例如与铅中毒相关的红细胞计数）也与其他因素有关，因此必须谨慎评估所有可能的因素。在这样的情况下，使用超过一种的测量污染物暴露指标很有用处。使用适当的抽样策略来选择参考组（对照组），也可以帮助研究人员评估测量中观察到的异常是否与暴露因素有关。

已经有许多出版物介绍了各种免疫功能、神经行为和呼吸参数的详细测定，这些测定在环境调查中得到了广泛的应用和验证。另外，也有必要

---

❶ National Health and Nutrition Examination Survey home page (http://www.cdc.gov/nchs/nhanes.htm).

进行初步研究来确定何种效应BM、在何种水平上与人群暴露的已知毒剂的剂量有关，以便评价在当前事件的研究或临床情况中所使用的BM。在这里，如果效应BM很容易逆转，那么就需要快速进行研究。

（4）其他相关信息

无论生物标志物是否可测量，对受影响人群的评价应考虑如下因素：

● 职业和特定的工作场所。

● 工作场所暴露的特殊特征，如是否在密闭空间中工作、通风水平（如门是否开启）。

● 室内或室外暴露。

● 身体活动水平。

● 立即出现的症状，如灼烧或瘙痒，可能意味着高暴露。

● 暴露者的暴露相关症状的发生率，可能反映剂量。

● 从暴露到症状出现的时间：时间短可能意味着剂量高或者是非常毒的物质，如氰化物。对于化学事件，潜伏期经常会很短（数秒到数分钟），所以这是常见的情况。然而，一些化学物质，如光气，有立即的和迟发的效应，而其他的化学物质，如二噁英，则有数小时至数天的潜伏期。

● 可能影响身体吸收的特点（如吸烟、运动、皮肤擦伤、异食癖）。

● 减少个人污染的措施（如立即洗消皮肤和脱衣服）。

● 植被的枯萎。

● 动物的前哨表现，可能受到事件的影响。

● 创伤经历，如失去亲人、住房或工作。

6.2.3　环境评估

环境建模或快速环境采样可以确定已被污染的媒介、媒介中的污染程度以及污染的地理分布。建模也可以用来识别可能已经暴露的人群。

环境监测计划应侧重于评估媒介中泄漏化学品（及其潜在的分解产物）的浓度，包括个体可能暴露的所有环境媒介。具体而言，在泄漏场地周围的区域应考虑空气、水和土壤的潜在污染。

（1）样本采集：环境媒介

如第4.2节所述，环境测量非常重要，但需要装备精良和技术熟练的人员执行。因此，针对采样的地区和媒介（包括食物和饮用水）以及采样所需的时间框架，必须制定一个系统的计划。采样计划应包括时间、频率、采样方法和要进行的比较项目，以获得现场条件的代表性样品。采样小组应得到实验室机构的支持。这些实验室能进行适当测试，并具有严格的质量保证和质量控制程序。理想情况下，对将要进行的特殊分析，实验室机构应该有资格认证。

在紧急情况期间，只有一次机会获取空气样本来确定暴露水平。在紧急情况下，采集水或土壤样本可能不可行，但现场进行空气采样通常是可行的，即使是在离事件较远的地方。如果尝试采集羽流，化学应急管理人员可能需要协调（并训练）受到良好防护的消防人员或环境官员实施采样；这些人需要特殊的先期训练来确保有效完成这项任务，而不会危及自身。当水或土壤受到污染时，通常可以在事件发生后的几天内进行取样。但是，如果化学事件的状况是必须立即中和，例如彻底淋洗或软管冲洗，那么可能无法获得样品。在这种情况下，如上所述，生物监测可能是一个评估暴露的好选择。

网络链接8　评估

更多关于进行环境健康评估的信息见澳大利亚卫生与老年人事物部：http://enhealth.nphp.gov.au/council/pubs/pdf/envhazards.pdf

污染源的监测应该持续到远超过泄漏被控制的时间点，以确认泄漏确实已得到控制。应监测可能受到污染的媒介，并进行个人监测，以确定人群或个人在正常活动时实际暴露的浓度。一个实际的例子就是松花江案例研究（见第3章）。

如果已经进行了环境建模以评估所关注化学品的分布情况，在预测区外采样可能有助于评价模型预测。如果有这些地区的健康效应报告，这可能会特别有用。许多模型都是一般模型，对于处理复杂情况（如小山或建筑物周围的扩散）可能过于简单。因此，如果想要预测得更可靠，那么就有必要采用更加复杂的模型，它也需要输入更多的数据。

如果污染的来源和性质仍不确定，但不利的健康效应仍然持续，那么环境流行病学检测工作可能会帮助确定化学品的可能类型或来源。有关受影响人口的特征信息，如地理居住地、供水、职业或业余爱好，或特定食品或产品的使用，可用来假设，这些假设可通过环境或生物测量进行检验。

（2）长期环境监测

在很多情况下，事件结束后，环境可能会继续受到污染，并可能会通过许多接触媒介和暴露途径继续影响人群。通常情况下，可能需要在长时间内定期对污染水平进行监测，并定期评估对人们健康的可能影响。评估环境污染是在化学泄漏事件（或亚事件）后有效随访的重要组成部分。化学泄漏后长期环境监测的数据可用于：

● 评估与基线环境条件的差异。

● 表征化学事件的严重程度和范围，进而确定人类暴露的潜在途径。

● 设计修复方案，并评估修复措施的有效性；

● 事件后，利用风险评估技术评价对人类健康的潜在影响，这可能是进行流行病学研究的重要替代方法。

6.2.4 事件发生期间（或之后）立即进行健康后果评估

应该在化学事件发生后立即对急性健康效应进行评估。包括获得所关注化学物质潜在健康效应的数据，以及包括失眠、焦虑和压力等社会心理影响的数据。应该收集与化学品暴露有关的功能性、体质性、发病率和死亡率等结果相关的数据，这些结果或与化学暴露有关，或与事件相关的应激有关。所有这些信息都可以用来提供有关防护、个体治疗和群体干预的后续建议。

6.2.5 事件的中期和长期影响

一旦进行了短期评估，在必要和适当的情况下，可启动流行病学研究，随访暴露人群。此类研究的主要目标是确定与事件相关的潜在慢性状况，并在必要时提供治疗。流行病学研究的其他目标是：

● 提供有关健康效应可能性的信息；

● 确定特定化学品是否有可能在急性暴露后引起慢性健康效应；

● 描绘暴露剂量／健康效应关系；

● 为公共卫生和毒理学信息数据库做出贡献。

有关长期健康评估的实例，请参阅塞维索案例研究（第6章）。

（1）长期流行病学健康后果评估的目的

健康后果评估的目标已在第6.2节中讨论。目前关于非职业环境中化学物质的毒性效应知之甚少，因为从历史上看，相关资源一直集中在职业环境。此外，研究多种化学物质的低水平、慢性暴露以及评估与这些低水平暴露相关的健康效应是非常复杂的。

理想情况下，毒性效应应该与暴露测量进行关联，这需要暴露水平、途径和持续时间以及健康效应严重程度的数据。如果知道暴露 - 效应关系，就有可能告知公众事件的潜在结果，并对防护措施提出建议。心理和医学上无法解释的症状与化学暴露之间的相关性较差，并且可以通过一组不同的决定因素进行更好的预测，这些因素包括：失去亲属、生计和家庭；事件发生前的性格和机能；目睹可怕的事件；以及社会支持❶❷。

由于后勤和伦理方面的原因，显然不可能在可控的实验研究框架内收集到大量人群的数据。因此，人群置于危险之中的化学事件虽然不幸，但它提供了真正的研究机会。大规模的分析流行病学研究在时间和资源方面是昂贵的，需要公共卫生和环境专家以及公众的参与。

了解这些大规模研究（包括设计和实施适当的修复和恢复计划；防止化学事件再次发生）的益处很重要。进行大规模流行病学研究的另一个好处是提供暴露人群健康效应的信息。由于风险沟通并未能有效缓解所有关切，社区有时会要求进行相关研究。在响应工作不完善的社区中，暴露的个人通常也渴望知道"一些人正在做一些事"。但是，流行病学研究不应仅仅以安抚公众为唯一目的而进行，只有在有合理的科学理由时，才应该进行该研究。

有些研究比分析性流行病学研究需要更少的资源，可用于评估重大研究的可行性，解决公众关切，并为进一步研究形成假说。这些研究包括描述性研究，见下文阐述。

（2）健康后果评估的类型❸

化学泄漏事件后，评估普通公众健康效应的方法通常可以分为两类：描述性研究和分析性研究。这两种方法的区别并不是绝对的，描述性研究

---

❶ Health Council of the Netherlands. The medium and long-term health impact of disasters. The Hague, Gezondheidsraad, 2007. Report 2006/18E (http://www.gr.nl/pdf.php?ID=1487&p=1). Havenaar JM, Cwickel JG, Bromet EJ, eds. Toxic Turmoil. Psychological and societal consequences of ecological disasters. New York, Kluwer Academic Publishers, 2002.

❷ IJzermans CJ, Dirkzwager AJE, Breuning E. Long-term health consequences of disaster. A bibliography. Utrecht, NIVEL, 2005 (http://www.nivel.nl/pdf/Long-term-health-consequencesof-disaster-2005.pdf).

❸ Information from World Health Organization. Assessing the health consequences of major chemical incidents: epidemiological approaches. Copenhagen, World Health Organization, 1997.

可以构成分析性研究的基础。

描述性研究可以表明暴露或健康效应的变化。它有时也能表明暴露和健康效应是相关的。在某些情况下，描述性研究能够表明一个时间序列，并且暴露先于效应。

分析性研究要走得更远，在所有情况下，分析性研究都可用来确定暴露是否发生在效应之前，并且确定暴露导致的效应有一个统计学概率。分析性研究通常比描述性研究规模更大、费用更昂贵。

采用哪种研究方法来评估化学事件后的公共健康取决于几个因素，包括处于危险中的人数、社会和政治需求，以及可用资源。在开始工作之前，设计合适的研究（包括方法、目的和假设）至关重要。此外还有一点也很重要，即与事件有关的各方沟通研究目的和结构。

案例研究 15　工厂泄漏二噁英——意大利塞维索

1976 年 7 月 10 日午后不久，意大利塞维索（Seveso）附近的梅达化学工业股份公司（ICMESA）化工厂的一个阀门破裂，导致了 2,3,7,8-四氯二苯并对二噁英（TCDD，俗称二噁英）的泄漏。化学烟云上升了大约 50m，覆盖了一个大约 18km^2 的大型居民区。虽然泄漏的二噁英的确切数量尚不清楚，但专家估计泄漏出 100g ~ 20kg 二噁英。

数小时内，几个孩子经历了皮肤炎症。在随后的数月里，其他人患上了一种名为氯痤疮的皮肤病，现已知为二噁英中毒的症状。在几天内，3300 只动物（主要是家禽和兔子）因化学品接触而死亡，另外还有 8 万只动物被屠宰，以防止二噁英通过食物网络传递。幸运的是，事件没有直接导致人员死亡。

当时，意大利没有多少对工业事件响应的程序，缺乏官员的指导导致了该地区居民的恐惧和疑惑。化学工厂周围的社区在事件发生后大约 1 周都没有被告知泄漏事件，并且直到 2 ~ 3 周才开始疏散高风险区域的个人。由于二噁英在环境中持续存在，关于二噁英对暴露的个人及其子女的长期影响的科学研究仍在进行中。

作为这一事件的直接结果，欧盟委员会于1982年通过了工业安全法规，标题为塞维索指令（Seveso Directive）。这些法规已多次更新，目前的版本是塞维索指令Ⅱ（现已更新到Ⅲ版，译者注）。该指令要求机构制定应急响应预案，其中包括在化学事件发生后与受影响公众进行沟通，并采取措施以及时保护公众和环境。

要点：

● 应该有能力评估和分析慢性疾病（如癌症）相关的持久性污染物的迟发和长期健康效应。

● 准备预案应包括如何以及何时向公众发布信息等内容。

● 准备预案应包括化学泄漏后保护公众和环境的方法。

（3）描述性研究

① 疾病和症状流行研究。快速收集具有化学暴露症状和体征的个人数据是非常诱人的。但是，除非包含对照组或参照组，否则健康效应与暴露之间的关系存在不确定性。设计欠佳的疾病和症状流行研究的结果很难向公众解释。

② 横向研究。横向研究试图在一个时间点或在短时间段内，比较患者和非患者人群的当前暴露情况，或比较暴露和非暴露人群的当前健康状况。横向研究类似于疾病和症状的流行研究，但它们有更正式的结构，有对感兴趣的疾病和健康后果的精确定义，有明确定义了的测量或替代因素来代表暴露水平。

③ 生态学研究。生态学研究是那些以人群或社区为观察单位的研究。检测一系列群体中每一群体的患病率和暴露，并研究它们之间的关系。被研究的问题通常是人群是否已暴露于足够量的污染物，使得其健康效应率高于非暴露地区的类似人群。

④ 聚类调查。类似于生态学研究，在某一特定时期内某一地区的存在者经常被用来替代可疑暴露者。然而，聚类分析使用特殊的统计技术来处理小区域和小群体，而健康效应信息可能涉及主动的病例发现和更精确的病例定义。

聚类调查通常是为了响应社区的关切而进行，该关切是感觉某一疾病频率的增加与某一环境危害有关。如果在常规人群健康监测计划（第4.2节）中，列出了新的或不常见疾病的个体，聚类也会变得明显。

有两种重要的方法可以比较来自描述性研究的数据，即利用地理（空间）比较或时间趋势。表3总结了几种描述性研究的输入数据、研究设计、分析和结果，这些研究可用于评估化学泄漏事件后的公共卫生风险。

表3　描述性研究的例子，可用于评估化学泄漏事件后的公共健康风险和结果

研究设计	健康数据	暴露数据	分析	结果
调查/横向	人群症状和体征	个体，定性	不同暴露组的比较	不同组的症状频度，包括烦恼/焦虑
横向（随机样本或聚类样本）	生物测量	个体定性和/或定量	不同暴露组的比较	健康效应标志物与暴露的相关性研究
时间聚集	疾病发生	人口范围	时间系列	发生率的变化
空间聚集			空间比较	暴露和非暴露区域之间的差异
时间聚集	死亡率、出生率等	人口范围	时间系列	死亡率、出生率等方面的短期变化
空间聚集			空间比较	暴露组之间的差异

（4）分析性研究

分析性研究试图显示暴露与随后的疾病之间的联系，或在一群患有某种特定疾病的人群中发现可能的致病因子。这类研究比较了与暴露有关的健康效应的发生率或频率。应该注意的是，在任何大型化学事件中，通常不可能研究所有暴露的个体，所以应该研究那些可能对化学物质的影响特

别敏感的暴露人群，其中包括儿童、老人或那些既往患有疾病的人。

在任何情况下，暴露的和非暴露的人群都应由随机选择的（分层）样本组成，并应定期评估暴露后的情况，例如在事件发生后的0、3个月和6个月以及1年和2年。

分析性研究通过估计暴露与疾病之间的关联强度来提供因果关系的统计证据。在分析性研究中经常使用的两个统计指标有比值比（OR）和相对危险度（RR）。如果可以确定剂量-反应关系，就可提供因果关系的额外证据。剂量-反应关系是风险评估的关键。与环境流行病学相关的三个常见分析性研究类型是小组研究、队列研究和病例对照研究。

① 小组研究。用于一组人的短期随访，他们的健康效应与同时的暴露测量结果相关。在这种类型的研究中，每个人都是他们自身的对照；参照组也应该被评估，以便调整与暴露无关但时间相关的因素的可能混杂效应，例如天气或化学事件的媒体报道。

小组研究相对简单，可以在几天到几周内完成，而不是数月至数年。这些研究可以形成更正式研究的基础，或用于评估更正式研究的有效性和可行性。

② 队列研究。比较暴露和非暴露个体之间的症状或健康效应。队列研究的结果可以用来评估健康效应和暴露之间的关联。前瞻性队列研究评估暴露与非暴露个体的症状或健康效应的发生率。回顾性队列研究评估暴露与非暴露个体的症状或健康效应的频率。

③ 病例对照研究。比较一组有特定症状（病例）和没有症状的人（对照）的暴露史。这种类型的研究可能是前瞻性的或回顾性的。病例-对照研究可用于评估特定健康后果与某些暴露的关联，用于验证防护和治疗措施的有效性，以及识别那些影响暴露相关健康效应易感性的因素。

表4总结了一些分析性研究的输入数据、研究设计、分析和结果，这些研究可用于评估化学泄漏事件后的公共卫生风险。

表4 分析性研究的实例，可用于评估化学泄漏事件后的公共卫生风险

研究设计	健康数据	暴露数据	分析	结果
小组	生物标记，症状，征兆，疾病发生	个体	暴露之间的相关性，暴露指标和健康指标的变化	短期健康效应
队列	死亡率、发病率、生殖结果	小组暴露或个体	不同暴露组的比较	不同暴露群体的长期效应、相对风险的发生率
病例对照	罕见的疾病结果（如癌症，畸形）	个体	病例与引用者接触史比较	确认特定结果与暴露之间的关联

（5）流行病学研究的局限性

遗憾的是，使用本节所述的研究方法验证或驳斥化学事件的影响可能是复杂的或有问题的，这有一系列的原因，包括有以下几方面：

● 从暴露到效应的潜伏期往往是未知的，而且可能很长。

● 个体迁出该地区，使得难以追踪暴露人群。

● 许多疾病的病因，例如癌症，都是多因素的，因此，将特定的健康效应归因于特定的化学物质往往需要大量的研究参与者；在发生化学事件时，很少有暴露的人数大到足以提供足够的统计效力来检测风险的温和增加。

6.3 执行恢复活动

发生环境事件之后的复原工作包含修复和恢复的综合措施、防止事件再次发生的行动、改善社区健康的工作。

6.3.1 修复

就本手册而言，正如国家法规所界定的那样，修复是在环境被一个或多个危险化学品污染后，使环境更加安全和更清洁的过程。从广义上讲，这包括诸如食物、饮水和灌溉水等接触媒介的修复。修复可能自然地发生，比如挥发性气体的蒸发，或者相关化学品的消散或迅速分解。但必须指出的是，实际上某些危险化学品的自然降解可能产生比原来的化学品毒性更强的降解产物。

当需要进行主动修复时，它可能涉及被污染媒介的物理收集及其安全去除，或者可能需要其他措施来减少化学物质的毒性。

只有当污染程度被确定了时，修复过程才能完全有效。修复过程需要一系列专门技术来评估环境污染的程度，设计所需的洗消措施，确保疏散人口的返回是安全的，或解除公众健康防护建议。作为修复过程的一部分，还必须评价和处理污染到达农业土壤或人类使用土地的程度、农作物和牲畜的污染物水平及随后对食物链造成的风险。

清理受污染的地点或土地可能需要使用土壤稳定或处理技术或生物洗消方法。在不危及正在进行洗消的区域时，表土、沙滩砂、设备或农作物等材料可能需要移除以进行清洁或废弃处置。对大型水体的修复可能代价高昂而且耗时，特别是当化学物质与沉积物结合在一起时。对受影响野生动物的个体洗消也可能是必要的。对于食物链的严重污染可能需要对农作物、产品和牲畜进行适当的销毁。空气净化可能会在数小时内自然发生（或可能需要数周），但是，由于与当地环境的相互作用，有时火山灰或有毒污染物会持续数月或数年。对供水系统的净化可能不大可能，必须将其从管道中冲出，这可能会产生土壤、地下水或海水进一步污染。

有时，由于技术上存在困难、条件危险或由于清除会导致进一步的污染或费用太昂贵，化学物质可能无法清除。减少危害物的体积、毒性或流动性的修复行动应作为一种替代措施加以实施。如果无法完成全面修复，则可能需要宣布该地区为"禁入""禁用""有限进入"或"有限使用"。这些声明可能必须长时间存在，并可能严重扰乱社区的生活。所有修复措施都可能使环境显著改变。

6.3.2 恢复

恢复是将环境归还到原始状态的过程，像它在发生化学事件之前的状态。对于某些化学事件，相对于环境的原始状态，修复措施可能不会显著改变环境；但还有些化学事件，广泛的修复工作可能会对环境造成重大改变。

将环境恢复到原来的状态，可能涉及景观美化和重建、设备和建筑物更换、作物重新种植、动物和野生动物的养殖。与修复一样，恢复可能非常昂贵。为恢复活动寻找资源可能存在问题，因为恢复工作往往在事件发生后一段相当长的时间后才能完成；随着时间的推移，责任可能会更难确定，导致经济补偿的可能性降低。此外，恢复可能不被视为紧急或必要的，可能很难找到一个既愿意又能够支付恢复费用的组织。在大多数地区，"污染者出资（polluter pays）"很少能够实现。

6.3.3 恢复公共卫生和生活

如上所述，暴露人口的康复要胜过修复和恢复，包括采取行动防止事件将来再次发生，并且努力改善社区健康。因此，应设法解决与暴露人口康复有关的下列活动：

● 卫生，包括对迟发性疾病的监测和卫生服务；卫生服务包括（临时）针对受害者的特别服务需要，包括处理与事件相关的损伤。

● 住房，包括规划和重建被破坏的街区和修复受损的住房。

● 生活质量，包括重建公园、电影院、剧院及体育设施等娱乐设施。

● 服务，包括购物设施、水、卫生和电信的基础设施和服务，以及公共交通。

● 经济生活，包括重建被毁坏或损坏的办公室或工作场所设施，以及运输基础设施。

● 安全感，主要是通过沟通事件的根源、对涉嫌始发事件的公司或人进行法律起诉，以及防止事件再次发生的措施。

迅速而有效地应对在化学泄漏事件中可能暴露人群关切的事情，对群体的康复至关重要。那些虽然不构成身体危险的、很少或根本不需要防护行动的事件，却可能引起很大的心理压力。通常，良好地和群体沟通那些用以减少社区暴露的措施，可以解决这种压力。此外，进行额外的调查，确认没有检测到健康效应或环境污染，是一个安抚暴露个体的有效方式。让社区参与降低未来事件风险、在未来发生事件时迅速警告响应人员和公众等的预案工作，可以让公众放心，并能保障公众的幸福感。

应该评估和治疗急性暴露引起的急性和迟发性健康效应。通过将暴露危险人群脱离持续污染、消除暴露途径或采取修复行动，可减轻慢性暴露的健康效应。如果在人体内存在致害浓度的化学物质，则应提供诸如螯合疗法（该法只有少数有毒金属才有效），或提供帮助机体代谢或排出化学物质的治疗。当暴露水平不确定时，暴露的潜在长期健康效应就成为关注的核心，这种情况下应将长期监测视为人群康复的一部分（请参见下面的塞内加尔案例研究）。

如第6.2.1节所述，可以建立受污染和暴露个人的登记，但需要资源来保持它们的更新，这对于确保全面的医疗随访非常重要。在创建和维护登记时，解决隐私问题也很重要。

如果已就位的措施会限制土地或设施的使用，或影响到公众的生活，应寻求资源以维持或改善生活质量。如果可能的话，地方当局应参与协调这些资源。如果重要的场所，如儿童游乐区或保护区被宣布为"禁入"地区，或者如果关键设施由于被污染而长时间不能再使用，则应优先提供替代区域和设施。此外，如果居民居住的地方不安全，则应提供替代居所。

如果认为在预防急性健康效应方面的暴露水平是可以接受的，但目前暴露水平是否可能导致长期健康效应存在不确定性，或者暴露水平的间歇性高峰有可能是不可接受的，则应尽一切努力减少暴露水平，以保护人群，特别是易感人群。如果不能做到这一点，应监测暴露或潜在暴露人群的不良健康效应或化学物质相关的疾病。

在第一次紧急沟通之后，应继续及时向公众提供有关适当行为和安全措施的具体信息，并应使他们能够获得有助于了解可能与该事件有关的健康效应本质的信息。社区能够表达其关切的机制也至关重要。应考虑维持或设立热线电话或其他公共信息资源。最好是通过社区发言人来组织。社区需要了解为防止事件再次发生而采取的措施。这些措施包括减少另一事件发生的可能性的行动、减少事件的毒性作用的行动，并应将事件管理和控制中吸取经验教训考虑在内。

在一些事件发生后，受影响的个人可以选择采取法律行动，主要是要求经济赔偿。因此，牵头机构应与所涉其他团体一道，努力在整个恢复过程中提供法律顾问。

康复的目的是：

● 实施环境修复与恢复措施；

● 将环境恢复到原来的状态，就像事件发生之前一样；

● 解决受影响社区的关切；

● 评估以及必要时治疗急性健康效应；

● 将医疗和社区服务恢复到事件发生前的水平；

● 对事件响应提供评估和反馈；

● 在风险不确定的情况下，监控意外效应或潜在效应；

● 继续降低风险和预防活动；

● 恢复对公共机构的信任和公共机构的可信度。

案例研究16　铅中毒的暴发——塞内加尔[a]

2007年11月至2008年2月，塞内加尔达喀尔（Dakar）的NGagne Diaw地区的儿童发生不明原因的多起死亡病例，卫生和环境当局做出的调查显示，由于铅电池的非正规回收利用，使得该地区遭受到了铅污染。此外还发现，死亡儿童的姊妹和母亲的血铅浓度极高，在许多病例中都高于1000μg/L。根据这些调查结果，塞内加尔环境部于

2008年3月清除了300吨电池废料和受污染土壤，并用干净的沙子覆盖了该地区。

在2008年6月，一个由1名临床毒理学家、1名环境健康专家和1名分析化学家组成的国际小组协助塞内加尔卫生与预防部开展了进一步的健康调查。对已故儿童和儿童的母亲以及随机挑选的社区成员（包括从未参与过铅再利用和/或提炼活动的人）进行体检，证实持续高血铅水平在363～6139μg/L。此外，对于早期调查中测量过血铅水平的儿童，结果显示其体内铅浓度增加，表明存在持续暴露。此外，在儿童群体中观察到神经损伤的证据，其中一些损伤是不可逆转的。这些发现引起了人们的关注，在NGagne Diaw的所有居民中，估计有950名居民可能受铅毒害。

环境调查发现，NGagne Diaw的整个街区由于非正规的铅回收和提炼活动而受到铅的严重污染。在室外测量铅浓度达30%，而在室内测量浓度达1.4%。环境污染似乎仅限于这个街区，其面积约为350m×200m。

现场参观和访谈显示，大约从1995年起，在NGagne Diaw中部的一块空地上，一直在进行非正规铅电池回收。多年下来，导致了大规模的土壤铅污染。到2007年底，铅电池回收愈演愈烈，此外，人们开始将受污染的土壤从回收区转移到其他地区，将其过筛并提取铅成分。富含铅的土壤被装进袋子，储存在家里，然后出售给当地商人。

人们看见孩子们玩这种受污染的土壤，这些活动造成室内和室外的大量环境污染，并通过吸入/摄入受污染的灰尘和幼儿的手－口行为，引起在整个社区中相当多的人群铅暴露。

环境部2008年3月进行的清理行动暂时减少了该地区人口的铅暴露。但是，随后在实地进行的测量清楚地表明，由于居民日常活动和局部风的作用，铅污染又再次从未经处理的地区蔓延开来。

要点：

● 应尽快停止暴露，包括将人们从污染地区迁出。

● 如果可行，应提供治疗以帮助身体代谢或排出化学物质（在本例中为螯合疗法）。对儿童来说，可能需要特殊的治疗方法。

● 应考虑对所有风险人群进行系统筛查，以确定需要治疗的人。

● 应为受灾人口提供持续的医疗随访。

° http://www.who.int/environmental_health_emergencies/events/Senegal2008_update/en/index.html

6.4 预防事件再次发生

应向国家立法者、化学事件管理机构和所有应急预案制定者提供下述事件诱发因素的分析结果和应急响应评估的结果，以便在国家立法以及国家和地方制定预案活动时能够吸取以往事件的经验教训。

6.4.1 诱因分析

发生危险化学事件或亚事件后，一项重要任务是采取措施评估导致该事件发生的因素。此分析的目的是确定导致化学事件的根本原因，以防止类似事件再次发生。这种分析很可能是在国家层面完成，不过当地人员也可能在此过程中发挥关键作用，因为他们对事件和危险场所了解更多。一些国家建立了独立的事件调查委员会，以确保调查方法的准确性、调查的结构和独立性，从而使获益最大化❶。

---

❶ Information from World Health Organization. Assessing the health consequences of major chemical incidents: epidemiological approaches. Copenhagen, World Health Organization, 1997.

化学品应急管理人员可以使用几种工具和分析方法来评估化学泄漏的原因。它们都是为了确定化学事件的根本原因（或多重根源），并确定防止再次发生的对策。

在确定导致某一事件或亚事件发生的诱因后（例如，使用下述技术），重要的是采取纠正措施以确保事件不再发生。在这个过程中，聚焦于预防事件的方式是最重要的，其次是有效地应用资源来实施预防措施。

如果事件现场或受污染的产品受到刑事调查，为上述目的而进行的事件调查可能会变得复杂。一旦事件现场被宣布为犯罪现场，卫生官员的进入可能会受到限制（一段时间）。设立具有适当权力和资源的独立的国家事件调查委员会可能有助于调查犯罪现场。

（1）根源分析[1]

根源分析（root cause analysis，RCA）用于调查和分类产生健康和环境效应事件的根本原因。简而言之，RCA的目的是帮助确定发生了什么事件，事件是如何发生的，也确定事件为什么会发生，从而防止事件再次发生。事件的根源是可以合理确定的，而且是可以控制的；并且根源确定了就可以产生整改建议。RCA涉及数据的收集、原因的查询、特定的诱因事件或因素的确定，以及建议的生成。这个过程不仅可以用来确定诱因事件，还可以用来识别那些对化学事件没有贡献的因素，从而把纠正行动重点放在导致化学事件的诱因事件上。

> **网页链接9　教科书**
>
> 目前已经出版了许多关于根源分析技术的教科书。此外，美国能源部还有一份指导性文件，网址为：http://www.management.energy.gov/1602.htm

---

[1] Rooney J J, Van den Heuvel LN. Root cause analysis for beginners. Quality Progress, July 2004.

（2）关键事件技术

关键事件技术（critical incident technique）指的是对涉及事件或亚事件的个人进行访谈，以确定并排除危害[1]。关键事件技术是识别导致某一群体内潜在和实际伤害事件的错误和不安全因素的方法，它通过分层随机抽样从该群体中挑选参与者和观察者。

（3）故障危险分析或故障树分析

故障危险分析或故障树分析（fault tree analysis）是一种定量分析技术。该技术可系统描述系统中可能发生事件的组合，这些事件组合后可能产生不良后果[2]。最严重的后果（化学事件）位于故障树的顶端，然后将独立或组合事件顺序关联起来构建故障树。构建故障树就是通过推导化学事件的前提条件，然后对下一级事件连续重复此过程，直至确定化学事件的基本原因。通过给每个事件分配概率，可以计算化学泄漏的可能性。这种方法使得化学应急专业人员能够将资源集中用于特定诱因事件的预防措施上，这些特定诱因事件具有导致危险化学泄漏的最高可能性。

案例研究17　印度博帕尔——20年后

....

继博帕尔毒气泄漏这一影响50多万人的事件发生20多年之后，博帕尔的生活仍未恢复正常。许多受害者都患有与事件有关的长期疾病。每天至少有5000名幸存者在诊所和医院外排队接受甲基异氰酸酯暴露相关疾病的治疗[a]。事件发生后缺乏长期的健康评估。由印度医学研究委员会（ICMR）领导的雄心勃勃的长期健康监测研究于1994年突然结束，并交给康复研究中心（Centre for Rehabilitation Studies，CRS）[b]。

---

[1] Flanagan JC. The critical incident technique. Psychological Bulletin, 1954, 51.

[2] Harms-Ringdahl L. Safety analysis, principles and practice in occupational safety, 2nd ed. Boca Raton, FL, CRC Press, 2001.

CRS由中央邦政府领导，但它在设计健康研究方面没有什么专长。此外，CRS可用于进行广泛流行病学研究的资源很少。

由于诉讼正在进行，现由中央邦政府控制的博帕尔厂区的洗消工作几乎没有取得进展。该工厂使用的许多化学品于1985年被遗弃在现场，到2004年仍然存在，大多数是在不合标准的存储条件下[c]。受害者们将此民事案件诉讼至美国法院，他们称这些化学物质正在渗入城市最贫穷社区的饮用水中，危害人口超过2万人。美国法院进行的民事诉讼的主题是修复废弃设施。2004年，印度最高法院传唤州政府为居民提供清洁的饮用水。2006年，政府宣布了一项计划，以响应这一要求，其中包括建造六个水箱以及将安全的水从科拉尔大坝输送进管道[d]。

除去污染之外，博帕尔事件的受害者仍在等待他们损失的经济补偿，包括亲人、身体状况还有工作方面的补偿。虽然联合碳化物公司（2001年由陶氏化学公司购买）在民事法庭和解案中支付了4.7亿美元，但它仍然面临刑事审判，现在已过了17年。

要点：

- 在适当情况下，对化学事件的后续响应应包括长期健康评估。
- 诉讼会大大减缓修复工作。在规划后续响应时，应考虑到司法诉讼的可能性。
- 应进行长期环境监测，以防止公众进一步长期暴露于所关注的化学品。

[a] Tremblay J-F, Reisch M. Twenty years after Bhopal, compensation still sought by the victims as investigation of accident continues. Chemical and Engineering News, 2004, 82: 8.

[b] Crabb C. Revisiting the Bhopal tragedy. Science, 2004, 306: 1670-1671.

 [c] Willey RJ. The accident in Bhopal: Observations 20 years later. 2006 (http://aiche.confex.com/aiche/s06/techprogram/P35376.HTM) .

 [d] Bhopal gas victims to get safe drinking water. The Times of India, 15 April 2006.

6.4.2　评估对事件的响应

  可以通过几种方式对化学事件或亚事件的响应进行系统的评价。分配给这种评价的时间、努力和资源将取决于事件的性质、响应的复杂性、前次评价获得的经验教训和资源的可用性。以下三种方法可用于评价事件的整体响应。

  评价过程完成后，必须将吸取的经验教训纳入改进化学应急响应体系。这可能包括采购可用于其他事件响应的额外工具、通信或防护装备。此外，评价过程中获得的信息可用于改善公共卫生事件应急人员的培训过程。

（1）梳理

  事件梳理（wash-up）是进行回顾的相对简单的方法，它包括快速回放化学事件的各事件和化学应急响应者的响应，然后以非对抗方式强调明显的错误、化学事件响应预案的偏离以及沟通中的问题，以便参与者可以从实际事件和回放中尽可能多地学习。梳理要在事件发生后尽快进行，此时事件仍然是新鲜的，通常是"室内"活动。应及时编写汲取的经验教训并广泛传播，最终纳入标准审核和培训材料。

（2）评价

评价（evaluation）的目标是以条理的和系统的方式分析事件的过程，评估响应措施对结果的影响。特别是对不同的结果提出问题和作出判断：假如没有化学事件响应，或假如采取了不同的应对措施。这是一个"假如……会怎样"的练习。应该将事件响应与现有的操作程序进行比较，理想情况下应引入外部专家，这样有助于补充获得他们的专业知识以及保持一定程度的客观性。

（3）审核

审核（audit）与梳理相似，但审核的实际操作是基于标准。标准规定的是已明确的预期表现水平，包括响应速度、是否有最低水平的装备、最低或最高表现水平的成绩等。将化学事件的数据进行收集和整理，并与标准比较。标准的制定本身就是一个复杂的事情，可能需要汇编以前事件的数据。制定出化学事件的公共卫生管理期间采取的所有行动，并在可行的情况下，确定一个标准。理想情况下，标准应该在发生任何事件之前确定，但通常是不可能的，在没有现行标准的情况下，可以建立追溯标准。在事件发生之前建立标准的优点是，在事件过程中就可以收集衡量表现所需的数据。标准在审核之前建立，并且独立于实际响应的结果，这在任何情况下都很重要。在审核之后，应该对达到标准的程度做出判断，并且应该注意任何需要改进的地方。

6.5　对国际社会的信息贡献

分析实际事件（或亚事件）以及事件发生后进行的任何流行病学研究都可以获得重要的公共卫生经验教训。只要有可能，就应该将事件的细节写出来并发表。报告可以是简单描述事件、流行病学研究或经验教训。报告应在同行评审的期刊上发表，并/或送交世卫组织化学事件和应急公共卫生管理合作中心❶、世卫组织灾害流行病学合作中心❷或其他收集有关化学及其他事件和紧急信息的机构，如美国毒物和疾病登记署（ATSDR）❸和MARS数据库❹。

此外，使用第3章中讨论的常规行动中获得的数据来持续评估和改进化学事件响应系统的构成，这是至关重要的。这些数据有助于下述方面：

● 通常涉及事件的化学品类型的趋势检测；
● 提供与所监控的化学事件有关的发病率和死亡率量级的估计值；
● 助推可能导致控制或预防的流行病学研究；
● 确定与发生化学事件相关的风险因素；
● 允许评估控制措施的效应；
● 改善参与应对事件的卫生和环境官员的做法；
● 进行分析以查明需要哪些额外的专长、培训、资源和设施来处理事件；
● 助推政府启动适当的事件控制机制。

图10显示了公共卫生系统和卫生保健系统如何共同使用监测数据。

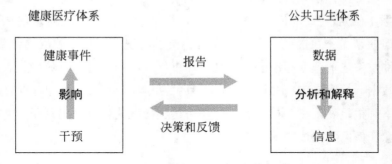

图10　公共卫生监测的总原则 [a]

[a] 图示引自英国健康保护局：http://www.hpa.org.uk/webw/
HPAweb&Page&HPAwebAutoListName/Page/1158934607635?p=1158934607635

---

❶ http://www.cardiff.ac.uk/medic/aboutus/departments/primarycareandpublichealth/
clinical/publichealth/index.html
❷ http://www.emdat.be/
❸ http://www.atsdr.cdc.gov/HS/HSEES/index.html
❹ http://mahbsrv.jrc.it/mars/default.html

案例研究18 烟花工厂爆炸——荷兰恩斯赫德

2000年5月13日，荷兰恩斯赫德一个住宅区内的烟花仓库发生了两起巨大的爆炸事件。30km以外可感受到爆炸。事件造成22人死亡，其中包括4名消防员，有944人受伤，许多人伤势严重。400所房屋被彻底摧毁，另有1000所房屋受损。

虽然事件的确切原因仍然未知，但随后的调查显示，仓库所有者储存的烟花超过允许量，而且其中大部分都严重超过了允许的高重量级。总的来说，仓库似乎没有严格遵守安全条例。由于地方政府机构的重视和检查不够，导致了事件的发生。

事件的后续响应过程中对事件的诱发因素进行了深入分析，从而生成了烟花爆竹的新规定，例如新的标签要求以及更严格的安全距离。其恢复工作的特点是，在事件发生后2～3周内开始对公共健康进行大规模评估。评估包括一项关于身体压力、健康和情绪问题的一般性问卷调查，以及血液和尿液样本采集，以便发现任何可能存在于体内的有害物质。在卫生保健部门工作的所有组织或机构都参与了评估。结果以及联系人的详细信息都通报给公众。公共卫生监测持续了数年，其结果也在卫生保健的专业人员和政策制定者之间进行了讨论。最后，公共健康评估产生了许多科学出版物。

要点：

● 如果必要和适当，后续响应措施应包括公共健康评估。这种研究的结果对管理事件造成的长期健康问题非常有用，应通过在同行评审期刊上发表的方式与国际化学事件管理团体交流。

● 监测活动的结果，无论是否与公共卫生或环境有关，都应向公众传达并与政策制定者讨论。

● 发生化学事件后，应对事件原因进行深入分析，以防止发生类似事件。

附录

▪▪▪▪▪ 词汇表

请注意，下面给出的定义适用于本手册中使用的术语。它们在其他语境中可能有不同的含义。

英文词汇	中文词汇	词汇解释
A		
acute	急性	在很短时间内发作
acute effects	急性效应	暴露后迅速产生的效应，持续时间短
acute exposure	急性暴露	暴露期小于14天的化学暴露
agent	毒剂	发挥某种效应或效力的物质
at risk	风险	个体或人群受到化学泄漏的威胁
B		
biomarker	生物标志物	一种暴露于（或者是暴露后的效应）环境化学、物理或生物制剂的化学、生化或功能指示剂
C		
chemical agent	化学毒剂	一种能产生不良生物效应的化学毒物

英文词汇	中文词汇	词汇解释
C		
chemical incident	化学事件	化学物质从容器中不受控制地泄漏
chronic	慢性	持续时间长的事件
chronic effects	慢性效应	发展缓慢，持续时间长的效应。它们通常是不可逆的，但并不总是如此。化学物质在靶组织中存在很长一段时间后会出现一些不可逆的作用，在这种情况下，潜伏期（或发生可观察到效应的时间）可能很长，尤其是在低暴露水平情况下
containment	限制/封闭	控制和限制有害物质的扩散
contaminant	污染物	有可能产生污染的物质
contaminated	被污染物	在环境介质或表面上存在的潜在污染物。它通常适用于对二次暴露的人或动物有危险的情况
D		
decontamination	洗消	通过消除有毒、有害物质，如有毒化学品或放射性物质，保证人、建筑物、设备和景观安全
E		
emergency	紧急情况	一种已经超过紧急事件控制部门能力的突发事件
emergency responders	应急响应人员	为处理一个事件在现场之外和现场一起工作的所有的服务，包括消防、警察、救护车、水、食品、港口、公共卫生/环境健康
environment	环境	环境包括所有或任何以下媒介：空气、水和土地。空气介质包括建筑物内的空气和地面上方或地下的其他自然或人造建筑物内的空气
environmental epidemiology	环境流行病	环境暴露对健康效应的流行病学研究

英文词汇	中文词汇	词汇解释
		E
environmental hazard	环境危害	能对生态系统或自然资源造成伤害的化学或物理试剂
environmental health	环境健康	包括人体健康的这些方面，包括生活质量，由环境中的物理、化学、生物、社会和心理社会因素决定。它还涉及评估、纠正、控制和预防环境中可能潜在影响当前和未来几代人健康的因素的理论和实践
epidemiology	流行病学	研究健康状态或事件在人群中的分布及其影响因素及其在控制健康问题中的应用
exposure	暴露	通过吞咽、呼吸或触摸皮肤或眼睛与物质接触。暴露可能是短期（急性暴露）、中期或长期（慢性暴露）
exposure limit	暴露限值	通用术语，意味着不应该超过的暴露水平
		H
hazard	危害	一种物质在暴露条件下对人体或环境造成不利影响的潜在性质
hazardous site	危险场所	由于污染的存在而可能对公共健康和环境造成危害的场所
health impact assessment	健康效应评价	一种实用的方法，用于判断政策、方案或项目对人口的潜在健康效应，特别是对弱势群体的潜在健康效应。为决策者和利益相关者提供建议，目的是最大化提案的积极健康效应和最小化负面健康效应
		I
incident	事件	指化学事件
		L
latent period	潜伏期	从暴露到可观察到效应的发生时间

英文词汇	中文词汇	词汇解释
		M
mitigation	缓解	一旦化学事件发生，所有旨在减少事件的健康、环境和经济影响的活动
morbidity	发病	一种特定疾病的相对发生率。在常见的临床使用中，任何疾病状态，包括诊断和并发症，被称为发病
morbidity rate	发病率	人口患病率或患病人口的比例
mortality	死亡率	在某一特定时期内，某一地区的死亡人口与该地区人口的比率（人口或地区的死亡率）
		P
pathway of exposure	暴露途径	化学物质从环境介质中泄漏到人体入口的途径
personal protective equipment	个人防护装备	包括为防止工作场所的危害而设计的所有衣物和其他工作附件。包括安全护目镜、防爆罩、硬帽、听力保护器、手套、呼吸器、围裙和工作靴
pharmacokinetics	药代动力学	人体如何处理特定的化学品或药物
pollution	污染	介质中存在的污染物，其浓度高到足以直接或间接地干扰人的舒适、安全、健康或享受其财产
portal of entry	侵入	化学物质进入身体的部位——皮肤、眼睛、肺或消化道
prevalence	患病率	在特定时间点内定义的人口中的病例数
primary contamination	初次污染 原发污染	人与化学污染物的直接接触
public health chemical incident	公共卫生化学事件	两个或两个以上的公众成员接触化学品或受到化学物质威胁的事件
public health surveillance	公共卫生监督	正在进行的系统收集、分析和解释与公共卫生有关的数据

英文词汇	中文词汇	词汇解释
R		
rehabilitation	康复	恢复人和社区的正常功能
relative risk	相对风险度	风险比的同义词
release	泄漏	有毒物质意外或有意逃逸到环境中
remediation	恢复	就本文件而言，修复是一个过程，使环境更安全和更清洁——如国家法规所规定的——在它被一种或多种危险化学品污染之后
restoration	修复	使环境返回到原来状态的过程
risk assessment	风险评估	环境健康危害、不利影响、目标人群和暴露条件的识别。风险识别、剂量-效应评估、暴露评估和风险表征的组合
risk communication	风险交流	分享信息和感知风险的过程。它应该是一种双向互动，专家和非专家交流和协商关于科学和社区价值和偏好的看法
risk ratio	风险比率	未接触人群疾病发病率与暴露人群疾病发病率的关系
S		
secondary contamination	二次污染	从受污染的人（通常从衣服、皮肤、头发或呕吐物）直接或通过污染表面的排放将化学物质转移到人员或装备上
substance	物质	任何天然或人造物质，无论是固体或液体形式，还是气体或蒸气形式
substance hazardous to health	危害健康的物质	一种有毒、腐蚀性、刺激物、致癌物、诱变剂、生物制剂、空气中大量浓度的灰尘或对健康有害的任何物质
surveillance	卫生监督	指公共卫生监督

英文词汇	中文词汇	词汇解释
		T
toxic	有毒的	有毒的
toxic agent	毒剂	任何能产生不良生物效应的东西。它可以是化学的、物理的或生物的。例如，有毒物质可能是化学物质（如氰化物）、物理（如辐射）或生物（如蛇毒）
toxic effect	毒性效应	有毒物质摄入或接触有毒物质产生的结果
toxicity	毒性	物质对生物体造成伤害的能力。高毒性物质会造成少量的损害，而低毒性物质则需要大量的量才能产生效果。毒性也取决于入口的入口、暴露的时间范围和潜伏期
toxic substance	毒性物质	指毒剂
toxicology	毒理学	研究物质对人和动物有害影响的学科
triage	分类	以洗消、治疗和后送优先权为标志的暴露个体的临床状况评估